● 药王孙思邈系列丛书

U0323804

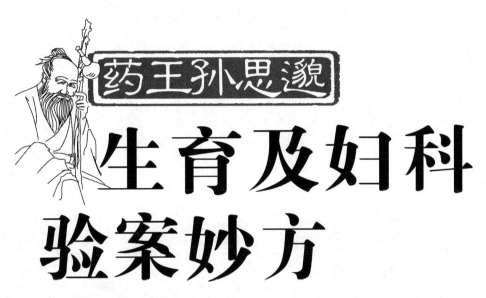

生育及妇科验案妙方

杨建宇　姜丽娟　付志红　主编

中原农民出版社

·郑州·

图书在版编目(CIP)数据

药王孙思邈生育及妇科验案妙方/杨建宇,姜丽娟,付志红主编.—郑州:中原农民出版社,2016.4
(药王孙思邈系列丛书)
ISBN 978-7-5542-1369-8

Ⅰ.①药… Ⅱ.①杨… ②姜… ③付… Ⅲ.①中医妇产科学-医案-汇编-中国-唐代②中医妇产科学-方书-汇编-中国-唐代 Ⅳ.①R271②R289.342

中国版本图书馆 CIP 数据核字(2016)第 040600 号

药王孙思邈生育及妇科验案妙方

YAOWANG SUNSIMIAO SHENGYU JI FUKE YAN'AN MIAOFANG

出版:中原农民出版社

地址:河南省郑州市经五路 66 号   **邮编:**450002

网址:http://www.zynm.com   **电话:**0371-65751257

发行:全国新华书店

承印:辉县市伟业印务有限公司

投稿邮箱:zynmpress@sina.com

医卫博客:http://blog.sina.com.cn/zynmcbs

策划编辑电话:0371-65788653   **邮购热线:**0371-65724566

开本:710mm×1010mm   1/16

印张:10.75

字数:184 千字

版次:2016 年 5 月第 1 版   **印次:**2016 年 5 月第 1 次印刷

书号:ISBN 978-7-5542-1369-8   **定价:**27.00 元

本书如有印装质量问题,由承印厂负责调换

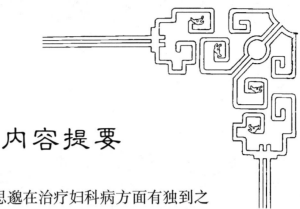

内容提要

　　药王孙思邈在治疗妇科病方面有独到之处,他精研了很多行之有效的经方,强调妇科病应多种方法并用,善用酒剂,同时十分重视妇女保健。为了帮助广大的中医师、中医学子及中医爱好者多读经典,精研医案,特请资深的中医师编写了本书。全书从求子、胎教、妊娠、下乳、产后恶露不尽、带下、月经等方面介绍了女子一生各阶段的疾病,详述了这些疾病的病因病机、辨证论治、病案举例等,同时还附有转女为男方、徐之才逐月养胎方、孙思邈子肿方、孙思邈下乳方等。愿本书能开阔您的治疗思路,丰富您的医学知识!

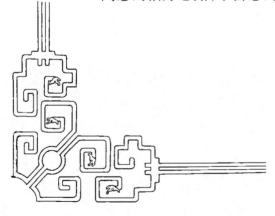

目　录

药王孙思邈之妇科

1. 重视妇科病,创立妇科专科

《备急千金要方》妇人篇三卷,共有论18条,药方563首,灸方28首,总结了唐以前的妇科著作,结合孙思邈自己的临床经验,对后世妇产科学的发展起着举足轻重的作用。《备急千金要方》三十卷,涉及内外妇儿、杂病、养生、诊脉、针灸等临床各科,然孙氏非常重视妇科,不仅全书1/10的篇幅用于论述妇人的经、带、胎、产、杂病,而且将妇人病前置于第二、三、四卷。他说:"夫妇人之别有方者,以其胎妊生产崩伤之异故也。是以妇人之病,比之男子十倍难疗。经言,妇人者,众阴所集,常与湿居,十四以上,阴气浮溢,百想经心,内伤五脏,外损姿颜,月水去留,前后交互,瘀血停凝,中道断绝,其中伤堕不可具论矣。然五脏虚实交错,恶血内漏,气脉损竭,或饮食无度,损伤非一,或疮痍未愈,便合阴阳,或便利于悬厕之上,风从下入,便成十二痼疾,所以妇人别立方也。"孙氏将妇人病归纳为十二经、九病、七害、五伤、三痼等三十六病,并指出妇人病难疗之因:"然而女人嗜欲多于丈夫,感病倍于男子,加以慈恋、爱憎、嫉妒、忧恚,染着坚牢,情不自抑,所以为病根深,疗之难瘥。"其中求子篇列于妇人篇之首,有论六首,方十五首,灸法六首,转女为男法三首。开篇就指出求子篇的重要性,"故养生之家,特须教子女学习此三卷妇人方,令其精晓,即于仓卒之秋,何忧畏也。夫四德者,女子立身之枢机,产育者,妇人性命之长务,若不通明于此,则何以免于夭枉者哉。故傅母之徒亦不可不学,常宜缮写一本,怀挟随身,以防不虞也。"另外孙氏还提出妇人在妊娠时不同于平常,务以养胎保胎为要。"惟怀胎妊而挟病者,避其毒药耳",且产后应慎用疏泄发散之品,"不须驶药"。

2. 精研古方,多种治疗方法并用

孙氏精研古方,尤其推崇仲景,并将仲景方运用于妇科病的诊治。《千金翼方·伤寒上》曰:"伤寒热病,自古有之,名医睿哲,多所防御,至于仲景,特有神功……遂披览《伤寒大论》,鸠集要妙,以为其方行之以来,未有不验。"孙氏在张仲景当归生

姜羊肉汤的基础上,灵活化裁出羊肉汤、羊肉当归汤、羊肉杜仲汤、羊肉生地黄汤、羊肉黄芪汤,根据疾病变化而选用不同的方剂。他还将小建中汤加减演变为内补当归建中汤、内补芎䓖汤、大补中当归汤,用于产后虚证。孙思邈治不孕症也善用古方,男子阳气不足,不能施化,用覆盆子、五味子、天雄、石斛、白术、桑寄生、天冬、菟丝子、紫石英以温阳除寒;女子以梅核仁、辛夷、葛上、亭长、泽兰子、溲疏、藁本以化瘀通经。此法与仲圣之"有故无殒亦无殒也"之经旨相合,惟以辨证为要。孙思邈还善用灸法,祛除寒邪以治妇人绝嗣不生,常用穴位有胞门(关元左边二寸)、子户(关元右边二寸)、气门(关元旁三寸)及泉门(位于横骨当阴上际),多用五十至一百壮,药灸并用,温散寒邪,功效卓著。

3. 治疗不孕症,强调男女同治

孙思邈认为"阴阳调和,二气相感,阳施阴化"方能得子,并且他指出无子应该从夫妻双方身上找原因。"凡人无子,当为夫妻俱为五劳七伤,虚赢百疾所致,故有绝嗣之殃",这在以夫为尊的古代是惊世骇俗的,可能当时并不为大多数人所接受,但在现在看来是非常客观与科学的观点。在病因病机方面,他认为不孕症是由"气血不足,肾气虚弱"造成的,治疗大法以温经祛瘀、温养气血为要。他提出治疗不孕症男子以精为用,补肾为主;女子以血为主,调经为先。"胎产之道始于求子,求子之法,男子贵在清心寡欲,以养其精;女子应平心定志以养其血"。在治疗上亦主张男女同治,"绝嗣之殃,夫治之法,男服七子散,女服紫石门冬丸,及坐药荡胞汤,无不有子也"。治妇人立身以来全不产及断续久不产三十年者,全方以活血为主,祛除子宫内积血恶物,攻下之力甚猛,下后一日之后,"心下积血及冷赤脓如小豆汁",仍须著导药,用坐导方(皂荚、山茱萸、当归、细辛、五味子、干姜、大黄、矾石、戎盐、蜀椒为末,以绢袋盛,三寸长,纳妇人阴中,一日一次),"必下青黄冷汁",务使冷汁排尽,然后"即可幸御"。同时在给药途径上灵活多变,汤、丸、坐浴及灸法并用。

4. 妊娠恶阻多以痰湿为患

《备急千金要方》中对怀孕描述为"其人月水尚来,颜色、肌肤如常,但若沉重,愦闷不欲饮食,又不知其患所在,脉理顺时平和,则是欲有娠也。如此经二月日后便觉不通,则结胎也"。怀孕后多会产生妊娠恶阻,《备急千金要方》认为"凡妇人虚赢,血气不足,肾气又弱,或当风饮冷太过,心下有痰水者,欲有胎而喜病阻""阻病者,患心中愦愦,头重眼眩,四肢沉重,懈堕不欲热作,恶闻食气,欲啖咸酸果实,多卧少起,世谓恶食,其至三四月日以上,皆大剧吐逆,不能自胜举也。此由经血即闭,水渍于脏,脏气不宣通,故心烦愦闷,气逆而呕吐也。血脉不通,经络痞涩,则四肢沉重,挟风则头目眩也"。治疗上,《备急千金要方》认为妊娠恶阻多以痰湿为患,指出:"宜服半夏茯苓汤,数剂后将茯苓丸痰水消除便欲食也。既得食力,体强气盛,力足养胎,母便健矣。"

5. 产后重在补虚祛瘀

《备急千金要方》在产后病的治疗上,以产后多虚多瘀为法则。"妇人产讫,五脏虚羸,惟得将补,不可转泻。若其有病,不须药,若行药,转更增虚,就中更虚,向生路远"。又"凡产后七日内恶血未尽,不可服汤,候脐下块散,乃服羊肉汤"。一则嘱产后多虚,宜补而不可转泄;另强调产后多瘀,不可早进补益。产后气血暴虚,冲任损伤。《备急千金要方》言:"凡妇人非止临产须忧,至于产后,大须将慎",告诫:"勿以产时无恙,乃纵心恣意无所不犯,犯时微若秋毫,感病广于嵩岱""危笃之至,其在于期"。对产后病的治疗上十分重视补虚,但是以补虚为目的,以消瘀为手段。鉴于产后气血虚,慎用疏泄发汗之剂,以防耗伤正气。在治疗上"不得用常用方耳""不须驶药,若行驶药惟宜单一二味,亦不得大发汗,特忌转泄吐利,必死无疑。"《备急千金要方》对产后中风的治疗,用温通经脉以散邪,使祛邪不伤正,扶正而不恋邪。对产后心腹痛,温养气血,间以活血祛瘀;对产后恶露,瘀血阻滞,以益气养血,温阳散寒。并非见瘀只祛瘀。对治疗产后虚损,以祛瘀生新之法,方用桃仁煎、泽兰丸等。

6. 善用酒剂

《备急千金要方》中妇人篇分为三卷,共载方563首,其中用酒者242首,占到了41.9%。孙思邈治疗妇科病用酒剂之多,在其他典籍中是罕见的。孙氏用酒的方法也不拘一格,常见的有水酒合煮,用酒下丸散,用酒煮药,酒浸酒渍等。孙氏认为妇人病常表现为阴虚和寒凝,阴虚则需滋阴清热,但滋阴的药物往往易滞气,故将补阴剂与水酒同煮,用酒之性以通药性之滞;寒凝则需温通血脉,将散寒剂与酒同煮,可以破伏寒之凝结。在治疗妇人虚损的疾病中,孙氏常以酒下丸散,取其辛散温通之性行药势以开血脉之壅,通隧道之涩。在治疗妇人危急症时,孙氏多用酒煮药,此法可使药物迅速在酒中溶解,充分发挥作用。

现代药理研究证明,酒是一种很好的溶剂,有良好的穿透性,易于进入组织细胞中,发挥溶解作用,促进药物有效成分置换、扩散,有利于提高浸出速度和浸出结果。

7. 重视妇女保健

孙思邈十分注重妇女保健。《备急千金要方·养胎第三》指出："妊娠受胎后应居处简静，割不正不食，席不正不坐，弹琴瑟，调心神，和情性，节嗜欲，庶事清净，生子皆良……"这些与现代医学所提倡的胎教理念是基本一致的，而且具有鲜明的中国特色。《备急千金要方》中还附有徐之才的逐月养胎法，以及妊娠饮食禁忌。对产后护理，孙思邈主张节欲，"凡产后满百日，方可会合，不尔，至死虚羸，百病滋长，慎之"。对于哺乳，则强调"凡乳儿不欲太饱，饱则呕吐，每候儿吐者，乳太饱也，以空乳之即消""母欲寐则夺其乳，恐填口鼻，又不知饥饱也"。

求子

本篇主要介绍的是不孕症，现代医学中不孕是指婚后同居，有正常性生活，未避孕达1年以上而未能怀孕者；或曾有过妊娠，而后未避孕1年以上而未再受孕者。前者称为原发性不孕，古称"全不产"，后者称为继发性不孕，古称"断绪"。夫妇一方有先天性或后天性生殖器官解剖生理方面的缺陷，无法纠正而无法妊娠者，称为绝对性不孕。夫妇一方，因某些因素阻碍受孕，一旦纠正仍能受孕者，称为相对性不孕。确诊为不孕症，连续治疗5年以上者，称为难治性不孕。

1. 药王孙思邈治疗无子的特色

孙思邈指出："婚姻养育者，人伦之本，王化之基也。"并在《备急千金要方》中将"妇人方"三卷列于全书之首，而在"妇人方"中又将论治"无子"的"求子"篇列为第一，说明求子乃妇人病重中之重。由于时代的局限和认识水平的限制，尤其是封建社会夫权思想的影响，历来把"无子"主要责之女方。但是，历代有见识的医家逐渐认识到"无子"关系到男女双方。汉代张仲景已认识到男子患病可致"无子"，他在《金匮要略·血痹虚劳病》篇中提到："男子脉浮弱而涩，为无子，精气清冷。"但仲景旨在论治虚劳，并未将"无子"作为一个独立的病症来论治，也未出方药。隋巢元方则在《诸病源候论》卷三十八专列"无子候"，认为"夫病妇疹，皆使无子"，并指出"须将饵，故得有效也"。孙氏接受并发展了这些科学观点，指出"凡人无子，当为夫妻俱有五劳七伤，虚羸百病所致，故有绝嗣之殃"，而且针对男女各方出以不同方治，弥补了张仲景、巢元方有论无方之缺，为"无子"的治疗开了先河。孙氏不仅强调"无子"与男女双方都有关系，还提出因于女子之"无子"有"立身以来全不产"和"断绪久不产"两种不同情况。这与我们现在将不孕症分为"原发性"和"继发性"不孕吻合。另外，孙氏首倡"子宫恶物冷血"导致"无子"之说。早在《灵枢·水胀》篇就有"石瘕生于胞中……恶血当泻不泻，血还以留之……月事不以时下……可导而下"之论，《诸病源候论》卷三十八有"血结子脏，阴阳之气不能施化，所以无子"之说。孙氏丰富和发展了这些观点，不仅在理论上指出"本为妇人子宫内有此恶物……为有冷血不受胎"，还借鉴《黄帝内经》"可导而下"之论，创制了朴硝荡胞汤和坐导药进行针对性治疗，先以朴硝荡胞汤破血逐瘀，攻积泻浊，使恶浊之物排泄而出，所谓"服药后必下冷赤脓如赤豆汁"，尽管本方药力峻猛，服后会出现"气力弱大困"，但为使邪浊尽祛，孙氏特别指出"需斟酌下尽""若能忍服尽大好"。不仅如此，孙氏"恐去恶物不尽"，在"服朴硝荡胞汤后更用坐导药"，进一步而且更直接地因势利导，引余邪外出。这充分体现了孙氏除恶务尽，猛追穷寇，不姑息养奸的思想。因为只有这样，才能彻底廓清子宫，使其清虚静泰，从而易"受子精"而成孕。

在治疗上讲究男女同治，详于女子。据统计，"求子"篇中治疗"无子"之方有12首，加上其他各篇兼治"无子"之方8首，共20首。其中用治女子者为18首，而用于男子者仅2首，可见孙氏在治疗"无子"时是详于女子。孙氏的治疗方法不仅仅局限在方药上，而且还配合灸法，如"妇人绝子，灸然谷，气门穴""妇人绝嗣不生，灸关元""妇人子脏闭塞不受精，疼，灸胞门"等。

在处方用药上孙氏也有自己的特色：攻补兼施，寒热并用。孙氏组方用药的一大特点就是多将补虚、泻实、寒凉、温热诸药集于一方。据统计，在孙氏涉及治疗"无子"的20首方剂中，就攻补而言，属纯补和纯攻之剂的分别为2首和4首，而攻补兼施者却占14首之多，就寒热而言，纯属温通之剂者仅1首，其他19首都是寒热并用。这正与孙氏在"求子"篇论及的妇人多"虚实交替""寒热错综"的病理特点相吻合。孙氏认为妇人每多"瘀血停凝""恶血内漏"，在治疗时十分注重祛瘀活血。据统计，在治疗女子不孕的18首方剂中，破血逐瘀或活血化瘀的方剂达13首之多。常用药物桂心15次，干姜14次，人参13次，当归12次，10～11次有细辛、蜀椒、川芎，7～9次者有茯苓、五味子、甘草、大黄、牡丹皮、紫石英等。其中使用10次以上亦即频率在50%以上者全是温通或温补之品，可见孙氏善用温阳散寒或助阳补虚。

孙氏用药剂型多样，以丸、散为主。孙氏治疗"无子"方药剂型有丸、散、汤等内服剂和坐导药局部外用剂，可谓剂型多样。"无子"病症复杂，大多非短期内可愈，必须长期用药。所以孙氏除用朴硝荡胞汤"扬者荡也"取其速去病邪和坐导药直接发挥局部治疗作用以外,其他18首都是丸剂和散剂,取其服用方便、易于坚持,以使疾病渐消缓除。

在服药方法上,孙氏在治疗"无子"的19首内服方剂中用酒煮药或以酒服药者竟多达15首,可见孙氏善借酒力以促进药效的更好发挥。根据不同病情和药物不同剂型,用药次数也有所不同,如朴硝荡胞汤,1剂分4服,昼3夜1以续药力,务使病邪速去,这与该方功用和"汤者荡也"之旨相应。丸、散之剂虽然作用较缓,但药力较为持久。用丸、散之剂,每从小剂量开始,根据服药效应,决定下一步用药。若"不知"则"稍增"至"以知为度"。这样做,一方面为使药力渐增,药效稳定发挥,同时减少或避免因药力过猛产生不适;另一方面就是一旦发觉怀孕则立即停药,以免药物损伤胎元。

2. 辨证论治

(1)西医病因:

1)男性不育的主要因素:

●精液异常。无精子,精子数过少,活动减弱,形态异常。检查前4~5天排精一次,然后禁欲,取精采用手淫法。正常一般每次排出精液2~6毫升,数量应在2×10^7/毫升以上,多可达2×10^8/毫升,活动精子应大于50%。其中快速直线运动精子具有授精能力。半年内最好有2次精液化验检查。例如隐睾引起曲细精管萎缩,或先天性睾丸发育不全以及腮腺炎并发睾丸炎,结核侵犯睾丸,均影响精子产生。慢性中毒(吸烟、酗酒)、过度精神紧张、性生活过频均会影响精子数量。

●精子运送受阻。附睾或输精管由于炎症和外伤等因素发生阻塞,或者性生活障碍出现阳痿、早泄,往往不能使精子进入女性生殖道。

●免疫因素。男性自身产生抗精子抗体,精液自凝不能穿过女性宫颈黏液,产生不孕。

●内分泌功能障碍。男性患甲状腺功能减退、肾上腺皮质功能亢进、垂体功能减退等可引起不孕。

2)女性不孕的主要因素:

●排卵功能障碍。表现为月经周期中无排卵,或虽然有排卵,但排卵后黄体功能不健全。

●输卵管阻塞。由各种炎症及输卵管发育异常导致输卵管不同部位阻塞,影响精子与卵子结合及受精卵运送。

●生殖器官先天性发育异常或后天性生殖器官病变,阻碍从外阴至输卵管的生殖通道通畅和功能,妨碍精子与卵子相遇,导致不孕。

●免疫学因素。系指女性生殖道或血清中存在有抗精子抗体,引起精子互相凝集,丧失活力或死亡,导致不孕或不育。此外,部分不孕妇女的血清中存在有对自身卵子透明带抗体样物,可阻碍精子穿透卵子受精,亦可引起不孕。

●性生活失调,性知识缺乏,全身系统性疾病及不明原因等引起的不孕占不孕症病因的1/3左右。

●习惯性流产造成不孕,西医称自然流产(复发性流产)。指连续2次以上在同一妊娠期内发生胎停育或死胎的现象,属不育症范畴,是许多影响妊娠疾病的共同结局,发病率为总妊娠的1%,但近年来有上升趋势。

(2)中医病因病机:

●肾虚。肾藏精,精化气,肾中精气的盛衰主宰着人体的生长、发育、生殖。肾气虚,则冲任虚衰,不能摄精成孕;素体肾阳虚或寒湿伤肾,则生化失期,不能摄精成孕;或素体肾阴亏虚;或房劳多产、久病失血损耗真阴,冲任血海空虚;或阴虚生内热,热扰冲任血海,均不能摄精成孕。

●肝气郁滞。若素体忧郁,或七情内伤,或久不受孕而致肝气不舒,气机不畅,以致冲任不能相资,不能摄精成孕。

●瘀滞胞宫。寒、热、虚、实、外伤均可导致瘀滞胞宫;或经期、产后余血未净,房事不节亦可致瘀。《诸病源候论》说:"月水未觉,以合阴阳,精气入内,令月水不节,内生积聚,令绝子。"现代研究表明:在经期行房,可致女方产生抗精子抗体或可导致子宫内膜异位症而导致不孕。

●痰湿内阻。素体脾肾阳虚或劳倦思虑过度,不能化气行水,水湿内停,湿聚成痰;或体质肥胖,痰湿内生,气机不畅,体脂丰满,阻塞胞宫,也难以受孕。

(3)分类及临床表现:

1)性传播疾病不孕:性传播疾病包括淋病、梅毒、衣原体感染、支原体感染及弓形体感染等。有的可以引起输卵管阻塞;有的引起子宫内膜炎、子宫肌壁损害、内分泌功能紊乱等而导致不孕;有的引起重要脏器的损害,危及生命;有的在患病期间妊娠可发生流产、早产或死胎。

2)免疫性不孕:正常性生活情况下,机体对生殖过程中任一环节产生自发性免疫,延迟受孕2年以上,称为免疫性不孕症。免疫性不孕症有广义与狭义之分。广义的免疫性不孕症是指机体对下丘脑—垂体—卵巢(睾丸)轴任一组织抗原产生免疫,女性可表现为无排卵、闭经,男性可表现为精子减少或精子活力降低。通常所指的免疫性不孕症是指狭义的,即不孕夫妇除存在抗精子免疫或抗透明带免疫外,其他方面均正常。

3)内分泌失调性不孕:正常排卵周期的建立需下丘脑—垂体—卵巢轴功能正常。其中任何一个部位功能障碍都可能导致不排卵,因而引起无月经、月经稀发、功能性子宫出血等,导致不孕。

4)卵巢性不孕:卵巢是生殖腺器官,在生育年龄期,卵巢长2.5~5.0厘米,宽1.5~3.0厘米,厚0.6~1.5厘米。正常时卵巢位于卵巢窝内。卵巢的主要功能是产生和排出卵细胞,以及分泌甾体激素。若卵巢发育不全,功能障碍或是发生肿瘤等均影响人体发育、健康及生育等。

5)输卵管性不孕:输卵管炎症是妇科临床常见病,是引起女性不孕的主要原因之一。近年来以性传播疾病(STD)淋菌性、沙眼衣原体性输卵管炎症导致不孕症发病率呈明显增高的趋势,防治生殖道感染,对不孕症至关重要。另外,输卵管发育异常也会导致不孕或宫外孕。

6)子宫内膜异位性不孕:子宫内膜异位症是子宫内膜生长在子宫腔以外的任何部位所引起的妇科疾病。如在卵巢、子宫骶骨韧带、子宫下段后壁浆膜层、子宫直肠陷窝以及乙状结肠的盆腔腹膜等处,亦可在子宫肌层发生,故临床上将子宫内膜异位症分为外在型子宫内膜异位症和内在型子宫内膜异位症。患者常主诉不孕、痛经及盆腔疼痛而就诊。国内外报道子宫内膜异位患者的不孕率达40%左右。

7)子宫性不孕:子宫畸形、子宫发育不良、子宫内膜炎、子宫肌瘤、子宫腔内粘连、子宫位置异常及内膜功能不全,都可影响精子的运行,受精卵着床和胎儿的发育、生长,造成不孕或流产。

8)宫颈性不孕:宫颈疾病引起的不孕占不孕症的5%~10%。宫颈的形态和宫颈黏液的功能直接影响能否有相当数量的精子上游入宫腔获能,宫颈器质性或功能性疾病影响了精液或精子进入并储存在宫颈管内。子宫颈作为精子通过的第一道关隘,其解剖生理上的任何改变均可以影响精子的通过而致不孕。

9)外阴、阴道性不孕:外阴、阴道疾病引起的不孕占不孕症的1%~5%。阴道是性交和精液的容受器,某些外阴、阴道器质性或功能性疾病影响了精液或精子进入并储存在阴道内,或由于其环境变化影响了正常精子的功能而致不孕。

10)减肥过度会引起不孕:合理的脂肪摄入对生育机能的维持至关重要。为了减肥,只吃素食,导致营养不均衡,蛋白质的摄入量锐减,会影响生殖机能导致排卵停止。微量元素严重缺乏也会影响生育能力，如缺铁则难以维持正常的月经量和月经周期，缺锌易导致卵巢功能发育不全，缺碘则有可能引起闭经。.

11）原因不明不孕症：经检查无上述各项原因，也可多年不孕。

12）心理因素不孕症：女性不孕患者的心理因素主要有自卑感，心神不安，精神紧张，社交减少，对生活缺乏兴趣，焦躁多虑，失落感。她们不愿和忌讳与他人交谈生育方面的问题，许多女性随着婚龄的延长，年龄的增大，心理上的压力就会更加沉重，从而失去了治愈的信心。不孕不育虽然不是致命性的疾病，但它不仅对患者的身心健康造成严重的影响，而且会带来一系列的社会问题，如夫妻感情破裂、家庭不和、离婚等。因此，不孕症不但是一种疾病，更是一种心理创伤。

（4）治疗：不孕症的辨证要点在于脏腑气血的寒、热、虚、实。治疗上，因为肾藏精，主生殖，故调经种子重在补肾；女子以血为本，故调经种子贵在养血；女子以肝为先天，肝郁可导致不孕，故调经种子重在疏肝。

对不孕症的治疗，"朱氏妇科"第三代传人朱南孙教授继承了其祖父朱南山、父亲朱小南先生的妇科思想，并结合自己60余载从医的经验，形成以"审因辨证，治病求本"为原则，同时兼顾"肝肾为纲""冲任以通为盛"的学术观点。他认为实证理当先祛邪，邪祛则经调，气血亦安和，待阴平阳秘即调补助孕，胎孕乃成；对虚证则先调补气血，以静待动而济其源，源充冲任自通盛。

朱教授临证强调先祛邪或先调经，待邪去经调后再施予补益，重在养精血、补肝肾以助孕。故肝肾同治与调经助孕是朱教授治疗不孕症过程中的重要环节。调经之法当分经前期、经间期、经后期调理，经水调达后方可使用温养冲任之品协助排卵，于月中促孕，以期获效。但针对有些患者素体虚弱，虽经药物调治后受孕，孕后仍易致胎漏、胎动不安甚至滑胎，故此类患者在受孕后仍然当以健脾胃、补肝肾、固冲任为主。

1）乙癸同源，肝肾同治：肝肾对女子的生理病理有重要的作用，前人提出"肝肾乃冲任之本"。同样，肝肾同治亦是朱氏妇科中重要的治疗理念，朱小南先生就有"肝气不舒则百病丛生，尤于妇女为甚"的见解，朱教授在其先父的观点上提出了"肝肾为纲""肝肾同治"的妇科疾病临床治疗观点，认为妇女的疾病虽然与五脏六腑皆有关系，但与肝肾最为密切。

肾为先天之本，元气之根，藏生殖之精，是人体生长、发育和生殖的根本。肾司二阴，胞脉系于肾，冲任二脉导源于肾。先天肾气不足，或房事不节、久病大病、反复流产等都可"穷必及肾"，损伤肾气，肾气不足，天癸不能按期而至，冲任不盛，胞脉不荣,则月经失调,不能摄精成孕。肝藏血,主疏泄,司血海,女子一生,经、孕、产、乳,数脱于血,而胞宫的行经及胎孕等生理功能恰是以血为用的。女子以肝为先天,以血为本,而易怫郁,每致肝气不舒,气机不畅,冲任不能相资,则诸证迭出致胎孕难成。肾为肝之母,两者同居下焦,乙癸同源,精血互生,肾水滋养肝木以柔养其刚悍之性,而肝郁常又子病及母。故朱教授提出了"治肝必及肾,益肾须疏肝"的治疗理念。在用药时常常在柴胡、郁金、夏枯草等疏肝清肝方中加入女贞子、枸杞子、桑葚子、续断、桑寄生等补肾药,而在补肾方中又多添加疏肝理气之青皮、川楝子、路路通、郁金等。

2)辨证论治,适时调补:不孕症的治疗当先建立排卵功能,或使胞宫、胞脉通畅后才可考虑受孕。

虚证不孕,辨证论治:①肝肾阴虚型多见高温相,常见月经提前,量少、色红,形体消瘦,头晕耳鸣,烘热汗出,烦热胸闷,失眠多梦,肌肤失润,阴中干涩灼痛,舌红、少苔,脉弦细数。治当滋补肝肾,养血调经。方用傅氏调肝汤(熟地黄、当归、白芍、山茱萸)补肾水,平肝木,方中熟地黄配伍白芍能滋水涵木,阴血并补;多加制黄精、巴戟天、淫羊藿益肾填精;生地黄、麦冬益阴润燥;菟丝子配枸杞子平补阴阳;常与桑葚子、覆盆子同用加强养阴之力。②脾肾阳虚型多见低温相,可见月经迟发,或经闭、经色淡暗、量少,性欲淡漠,小腹冷感,头晕耳鸣,神疲肢倦,腹胀纳减,腰膝酸软,大便溏薄,舌淡、苔薄、可见齿痕,脉沉缓或濡细。治当健脾和胃,养血调经。方用参苓白术散健脾益气,常加赤芍、白芍、当归养血活血调经;山药配山茱萸益肾涩精,能补能摄。同时朱教授认为,党参配黄芪可改善黄体功能,适用于黄体功能不健者;紫河车配鹿角片乃用血肉有情之品,沟通冲任督三脉,益肾填精而峻补营血,最宜经后使用。

实证不孕,审因论治:①盆腔炎、输卵管阻塞性不孕多因盆腔炎症所致,系湿蕴冲任,络道受阻。治当清热利湿、消炎通络。病程较短者宜清热利湿,常用蒲公英、红藤清热解毒且能散结化瘀;多配败酱草、地丁草同用。腹痛明显者加失笑散以散瘀止痛;路路通、王不留行疏肝理气,活血通络;桑枝、桑寄生补肝肾,通脉络;病程较久者当施以温通之法,药用石菖蒲、皂角刺、王不留行、沉香、小茴香等。须注意沉香配小茴香虽为理气通络、温肾散寒之佳品,但其性味辛温,易伤阴津,不宜久用。对于输卵管阻塞的轻症患者,朱教授常同时配伍益气之黄芪、党参,理气之柴胡、延胡索、香附、川楝子以期起到"推动"作用,使受阻之气机得调畅,胞络胞脉功能趋于正常。对于输卵管阻塞较为严重的患者,多加用三棱、莪术等破血消瘀之药,并提倡整体调节(中医药调理)配合局部治疗(输卵管通液)共同治疗。②子宫内膜异位症。朱教授认为,治疗子宫肌腺症、肌腺瘤患者及外在性子宫内膜异位症患者时,前者重在活血化瘀、消瘀散结,后者当加用疏肝理气之药。且对于子宫内膜异位症患者应注意活血理气止痛,常予蒲黄配五灵脂活血止痛;石见穿、刘寄奴清热利水,通络散结;乳香、没药活血散瘀,消肿止痛;三棱、莪术行气破血,但攻逐力强,不宜久用,恐伤正气。伴有小腹冷痛者多为寒凝胞宫,《傅青主女科》谓:"寒冰之地,不生草木,重阴之渊,不长鱼龙。"故宜加用附子、肉桂,其一走一守能暖宫而补命门之火;配伍川牛膝以引药下行,散寒暖宫。③多囊卵巢综合征多属湿蕴冲任、络道受阻型,以闭经为主要表现。治疗当化痰疏络,以动药解其痰凝,方用涤痰汤加减。常予石菖蒲配胆南星化痰开窍,清心解郁。待湿化痰除之后再予健脾益肾,调补气血,待地道得通后再佐以调经则毓麟有望。

虚证当补,实证亦当补:朱教授认为,虚证患者重在调补,以温润填精,甘咸柔养为主,常在补益药中加入少许养血活血之品,取其补中有通,通中寓补之意。实证多久病缠绵,耗伤妇人正气,且攻邪之药亦多损耗正气,在经后期血海空虚,亦当见缝插针加以调补,正气盛则能祛邪外出。邪去后以清养为先,而不提倡滋腻或峻补,一则恐虚不受补,二则恐滋腻碍胃。故常于调补之时配伍健脾和胃,行气助运之品。再则恐对于实证患者有闭门留寇之虞,应待邪退后方可予以滋养。

邪祛正复,调经助孕:《万氏女科》谓:"女人无子,多因经候不调。"故调经为治疗不孕症过程中的重要一环,朱教授常在辨证论治的同时结合月经周期进行调理。经前期,治宜活血调经,佐以疏肝理气,以达胞宫排血通畅之目的,同时顺应经血下降之时清除胞宫胞络内的瘀血及病邪。常以四物汤加用泽兰叶、益母草、马鞭草,活血不伤正,养血不留瘀,能推动胞宫气血,使经水顺畅排出;加用疏肝理气之川楝子、香附以求气行则血行。氤氲期,血海渐充,治当促排卵,温养冲任。朱教授认为,石楠叶配蛇床子能温肾助阳促排卵,增性欲;带下量少者多为阴虚未复,仍应以养阴为主,待带下量多再佐以温通之品。经后期,血海空虚,肾气耗损,治以温养冲任,益肾填精以培补其本。常用黄芪、白术、党参、陈皮健脾益气;生地黄、熟地黄、当归、杜仲益肾养阴。值得注意的是此期肝肾阴虚者不宜过用助阳之品,以免伤阴。

浙江省中医药学会会长张承烈教授在中医辨证论治的基础上,结合现代医学的神经内分泌理论,提出了"中药调周法"。此法是根据月经周期中行经期、经后期、经间期、经前期不同时间的阴阳转化、消长节律,结合现代医学性轴中卵泡发育和神经内分泌周期变化,采取周期性用药,以调整脏腑冲任胞宫的阴阳动态平衡的治疗方法。以补肾为基本治则,通过调节"肾—冲任—天癸—胞宫",改变性腺的功能,促使下丘脑功能恢复,进而使垂体正常分泌促卵泡激素(FSH)、黄体生成素(LH),恢复卵巢功能,从而达到调月经、调冲任、治不孕的目的。①行经期,以化瘀理气、通利为主。行经期即月经周期的第1～4天,此期子宫泻而不藏,排出经血,既是本次月经的结束,又是新周期开始的标志,呈现"重阳转阴"的特征。此期瘀血易于内停,阻滞冲任胞宫,应因势利导,活血化瘀,理气调经,促进经血顺利排畅以复冲任藏泻之职,方可有望受孕。张教授在血府逐瘀汤、桃红四物汤的基础上,根据具体症情,运用行气活血法、化痰活血法、温经活血法、育阴活血法,常配用杏仁、莪术、三棱、益母草等。②经后期,以养血健脾、补虚为主。经后期即月经周期的第5～13天,此期血海空虚渐复,子宫藏而不泻,阴长阳生;肾水、天癸、阴精、血气等渐复至盛,呈重阴状态。现代医学认为,此期随着卵泡发育,雌激素分泌逐渐增加,子宫内膜增生修复,为排卵做好准备。前人认为,此期治疗,"经后以补虚为当",补虚者,养血也。患者或先天不足,或后天失养,以致冲任血海空虚,而不能摄精成孕。调经就是治血,血足方可孕育胎元。经血调顺,则冲任血海盈蓄有度,则受孕种子有望。张教授常用四物汤、五子衍宗汤、归脾汤等补肾健脾、养血滋阴的方剂,目的在于培养阴中之"精",育卵健卵,濡养子宫。即使无显著脾虚症状者,也加入一两味健脾药,以弥补滋阴药大多有滋腻碍脾运的缺点。且脾肾合治,先后天同调,从而有利于阴精的恢复和滋长。③经间期,以益肾填精、培元为主。经间期即月经周期的第14～15天,也称"氤氲之时",或称"的候""真机"时期,是重阴转阳、阴盛阳动之际,正是种子之时。相当于现代医学的排卵期,只有精血充足才能摄精成孕,只有氤氲之气健旺才有生殖之机。注重在经间期恢复生发之气,培补肾气,充养精血。同时,张教授认为,"胞脉暖则受物,冷则杀物。气血以通为贵,温则能生、能养、能开、能散、能行"。所以往往在应用生地黄、熟地黄、女贞子、墨旱莲、牛膝时配伍仙茅、淫羊藿、巴戟天等温肾助阳的药物,使阴得阳升,源泉不绝。通过这些补肾摄精之品,益冲任之源,源盛则经自畅,始能受孕。此外可选用鹿角霜、紫河车、龟板、鳖甲等血肉有情之品,力求填精益髓,资其化生之源。④经前期,以疏肝理气、以顺为主。经前期即月经周期的第15～28天,此期女子阴盛阳生,渐至重阳,即月经周期阴阳消长节律中阳生的高峰时期,此时阴阳俱盛,以备种子育胎。肝藏血,主生发,女子以肝为先天。不孕症患者久婚不孕、盼子心切,家庭、社会、自身心理压力较重,常常情志不遂、悲观失望,每致肝气郁结,疏泻失职,导致冲任失常,月经不调,难以摄精生子。宜疏肝理气,常用柴胡、制香附、川楝子、八月札、延胡索、郁金、丹参等一类辛香流动之品,或配合逍遥丸同时服用,疏肝通滞,行气解郁,达到郁解经调而孕成。

(5)验案:

案1

林某某,女,35岁,已婚,干部。患者20岁结婚,未育。一向月经后期,每次历时3天,伴痛经,经血少,色淡红。平时腹冷痛感,腰酸,带下淋漓,色白清稀。末次月经:1月21日。现值月经新净,小腹冷痛,腰酸痛,喜热畏冷,四肢不温。丈夫体健,性生活正常。妇检:外阴无炎症,宫颈轻度糜烂,宫体略小于正常,前位活动,双附件阴性。脉濡软,舌质淡、苔薄白。此属肾阳虚衰,寒凝胞宫。先以温阳行气、养血调冲为治。

处方:桂枝9克,附子4.5克,香附9克,小茴香4.5克,干姜2克,补骨脂9克,川芎9克,续断9克,桑寄生9克,干地黄12克。

二诊:此次经期尚准,于2月23日来潮,量少,3天干净,经净后带下淋漓,余症未减。治宜温肾壮阳,暖宫散寒。方拟紫石门冬丸化裁。

处方:淡附子6克,干姜4.5克,桂心1克,紫石英30克,当归12克,川芎4.5克,细辛1.5克,艾叶3克,天冬9克,续断12克,禹余粮25克,卷黄柏4.5克,海螵蛸30克。

三诊:带下减2/3,小腹冷痛略减。前方续服6剂。

四诊:药后带下止,小腹冷痛感消失。此次停经47天,近日见恶心呕吐,四肢酸楚,诊其脉细弦滑。妇检:外阴无炎症,宫颈色微紫,宫体如孕六周大小,前位活动,双附件阴性。尿妊娠试验阳性。根据临床所见,属早期妊娠恶阻症。方取丁香柿蒂汤为治。

按:临床所见,不孕症属肾虚宫寒型,方以紫石门冬丸为主方确有良效,其中紫石英、禹余粮温固下元,且佐桂枝、干姜、海螵蛸,似恐失之过热,天冬、卷黄柏性秉至阴,何以用之?乃源《神农本草经》《名医别录》,天冬能"强骨髓",有"冷而能补"之效,卷黄柏主"女子阴中寒热痛、癥瘕、血闭、绝子",乃知2味配合紫石英、禹余粮有既济阴阳之妙。至于配合坐导之法,乃蜜煎猪胆、土瓜根之变法,东垣方中亦常有之。(王玲,孙坦村2002年第4期《福建中医药》)

案2

何某,女,28岁,2008年3月12日初诊。主诉:结婚1年余,未避孕而未孕。患者15岁初潮,经期6~7天,周期素来先后不定,1~2月1行,量中等,时有痛经。2007年10月19日外院查超示双卵巢多囊样表现,未见成熟卵泡。予达英–35治疗,患者未服用而转中医诊治。末次月经2008年1月6日,量中等,6天净。双相不典型,近日有爬升。诊见舌偏红、苔薄黄腻少津,脉弦细。中医诊为不孕症。证属肝旺肾虚,精血衰少。治拟养肝益肾,调理冲任。

处方:当归15克,生地黄、熟地黄、白术、白芍各9克,枸杞子、女贞子、菟丝子、续断、杜仲、狗脊、桑寄生各12克,青皮、柴胡各6克。

4月2日二诊:末次月经3月19日,量中等,无腹痛,略感乳胀,经后无不适,同房也未出现异常分泌物,舌暗边尖红、苔薄腻少津,脉细软。仍属肝肾不足,精血衰少。拟补肾益气,养血调经。

处方:菟丝子、巴戟天、淫羊藿、黄精、生地黄、熟地黄、当归、枸杞子、女贞子各12克,白术、白芍、石楠叶、石菖蒲各9克。

4月16日三诊:月经周期将近,基础体温上升4天,已有乳胀行经预兆,昨日突发吐泻,未服药已愈,略有腹胀,舌暗尖红、苔薄腻少津,脉弦细。治拟健脾和胃,益气养血调经。

处方:当归20克,党参、茯苓、香附、川楝子、熟地黄各12克,白术9克,木香、陈皮、川芎各6克,砂仁3克(后下)。

4月30日四诊:末次月经3月19日,基础体温上升18天未降,无不适,舌暗偏红、苔薄腻少津,脉细数。当天本院查尿人绒毛膜促性腺激素(HCG)(+),证实为早孕。治拟益气养血安胎。

处方:太子参、苎麻根各20克,白术9克,白芍、续断、杜仲、桑寄生、菟丝子、南瓜蒂各12克,陈皮6克。(赵莉,张飞宇,张婷婷2009年第6期《新中医》)

案3

肖某某,女,30岁,2007年12月3日初诊。患者已婚2年未孕,有子宫内膜异位症病史多年,双侧卵巢巧克力囊肿剥除术后1年半。2006年11月曾行宫腔镜下通液术,显示双侧输卵管通畅。月经5~7/27~35天,痛经明显,孕产史0-0-0-0。末次月经11月25日。平素腰酸,小腹冷感,时有肛门坠胀,经前乳房胀痛。基础体温升温幅度小,且波动较大。双相不明显。妇科检查:外阴(-),阴道畅。后穹窿触痛,宫颈糜烂Ⅰ度,宫体后位,正常大小,左侧附件片状增厚,右侧未触及。舌淡有紫气、苔薄,脉细弦。盆腔内异症诊断明确。配偶精液分析检查正常。辨证属肾虚肝郁,血瘀冲任。治宜温肾化瘀,行气活血。

处方:桂枝6克,川芎、赤芍、白芍、茯苓、桃仁、红花、当归各10克,生地黄、熟地黄、淫羊藿、丹参、香附、焦山楂、焦神曲各15克。

2006年12月29日二诊:患者诉12月22日经行,7天净,经量中等,经期腹痛较前好转。现无特殊不适。舌淡红、紫气已消,脉细弦。本周期开始结合调周期治疗。患者现为经后期,治宜滋肾养阴,健脾养血。

处方:怀山药30克,紫河车、当归、川芎、茯苓、白术、红花各10克,桑寄生、焦山楂、焦神曲、生地黄、丹参、党参各15克。

2007年1月7日三诊:现值月经中期。自测基础体温升高1天,诉此前3~4天有透明拉丝样白带。今已消失,舌淡红、苔薄,脉细弦,此为排卵期刚过。治宜温肾养血为主,兼以疏肝调冲。

处方:当归、赤芍、白芍各10克,桑寄生、丹参、菟丝子、肉苁蓉、香附、淫羊藿、鹿角霜、焦山楂、焦神曲各15克,柴胡、青皮、陈皮各6克。

2007年1月18日四诊:今晨体温已下降,阴道少量暗红色出血,伴小腹坠胀感,舌淡红、苔薄,脉细滑。现为月经期,治当活血祛瘀、养血调经。

处方:桃仁、红花、当归、赤芍、白芍、川芎、泽兰、茯苓各10克,丹参、香附、生地黄、熟地黄、益母草、焦山楂、焦神曲各15克。

此后患者遵医嘱每月均复诊3~4次,根据月经周期变化予以上述方药化裁。至2008年4月14日月经来潮复诊时,基础体温双相明显,且高相达14天,升温波动在0.3~0.5℃。建议患者本周期行B超下卵泡监测,并根据监测结果授以同房时间。至2008年5月16日复诊,基础体温高相已15天。查尿HCG(+),嘱回家注意休息,适当增加营养,暂不用药。停经48天做B超检查示:宫腔内单活胎。(杨兆荣,丁爱娟,钱静2009年第3期《江苏中医药》)

案4

张某,32岁,文员,初诊日期:2003年11月15日。月经紊乱已数年,40~60天1次,量少色暗,伴有痛经史,经行乳胀、腹胀,右乳内上象限可触及豌豆大小的块物、活动,腰酸,二便如常,舌淡、苔薄腻,脉弦细。经用疏肝健脾、补肾药治疗后,月经转为正常,经量中等,测基础体温呈正常双相曲线。因患者一直不孕,故于2003年9月3日行子宫输卵管碘油造影术,报告为双侧输卵管不通。故更改方,拟疏肝理气,破瘀通络。

处方:丹参15克,穿山甲、乳香、没药、小茴香各5克,地龙、土鳖虫各12克,赤芍、白芍、红藤、路路通、橘核各10克,夏枯草25克。

每日1剂,水煎,早晚分服,以后又随证加减,但破瘀通络为其治疗大法。经治疗1年后复查,子宫输卵管碘油造影术报告为双侧输卵管通畅。又改用补肾健脾之剂,继续治疗3个月,患者于2005年7月妊娠,随访良好。

按:患者乳房胀、痛经、经量少,此为肝郁不舒之证。月经不调、腰酸,乃肾亏冲任失调,经疏肝补肾健脾法治疗后,诸证均愈,月经正常。因久治不孕,怀疑输卵管病变,做子宫输卵管碘油造影术,证实为输卵管不通,故改用破瘀通络、疏肝理气之剂,使络通结散,经治疗1年,双侧输卵管通畅。后又予补肾益冲任,使天癸旺、任脉通、太冲脉盛,两精相搏,故有子。

案5

吴某,26岁,银行职员,初诊日期:2002年5月8日。结婚2年余未孕,月经26~30天1次,量多色暗红,夹有血块,经行时腹痛剧烈,平时带下量多,性交疼痛,经常腰酸。2001年右侧附件触及肿块,在某医院行切除术,术后病理报告为巧克力囊肿。以后又有腹痛,因不孕又去原医院复查,经B超检查左侧又有肿块,4~5厘米大小,患者痛苦不已。查体:舌淡、苔薄腻,脉弦细。治以破血祛瘀,软坚散结之法。

处方:夏枯草、黄药子、丹参各15克,赤芍、牡丹皮、当归、穿山甲、路路通各10克,炙乳香、炙没药、血竭、川芎各5克。

每日1剂,水煎,早晚分服。以后根据病情有所加减:破瘀加三棱、土鳖虫;带多色黄绿加蒲公英、红藤;月经过多加牡蛎、仙鹤草;腹痛甚者加延胡索;扶正加党参、黄芪。治疗3个月即妊娠,育一女。

按:患者患巧克力囊肿,经行量多,腹痛剧,性交疼痛,皆为瘀血阻滞之故。瘀血日久,须重用破瘀散结通络之药。然破瘀伤正,故加用党参、黄芪;带多色黄绿,系瘀阻化热,故加用清热解毒之味。

案6

孙某,28岁,工人,初诊日期:2001年12月5日。结婚7年未孕,月经70天1次。量多色红夹血块,经行时腹痛,两乳胀痛,平素腰酸。患者在2000年因右侧卵巢囊肿而行切除术,术后经常有少腹隐痛。因婚后不孕去医院检查,经B超检查诊断为子宫肌瘤。舌质淡、苔薄,脉细。治宜理气活血,化瘀散结。

处方:桂枝5克,白花蛇舌草、牡丹皮、香附各15克,夏枯草20克,川楝子、鸡内金、焦山楂、穿山甲、三棱、莪术、丹参、桃仁、红花各 10 克。

每日 1 剂,水煎,早晚分服。以后随证加减治疗 2 个月余,患者妊娠。育一子,母子健康。

按:患子宫肌瘤,影响子宫供血及受精卵的着床,故不能成胎气。用理气活血化瘀及软坚散结药,改善了子宫血液循环,软化了瘤体,故能摄精成孕。

案7

王某,32 岁,护士,初诊日期:2004 年 3 月 19 日。患者结婚 6 年未孕,月经 30～40 天 1 次,经期经常后期而行,周期不固定,经量中等,色紫暗,夹血,经行时腹痛,喜暖,平时怕冷,四肢不温,带下较多、质稀,性欲淡漠,舌苔薄白、质淡,脉细弱。测基础体温呈双相,但黄体期上升迟缓,高温相维持天数小于 9 天。治拟活血化瘀,温经调经。

处方:香附 15 克,川芎 5 克,当归 10 克,丹参 15 克,延胡索 10 克,泽兰 10 克,桂枝 5 克,泽泻 9 克,牛膝 15 克,牡丹皮 10 克,小茴香 5 克,赤芍 10 克,白芍 10 克。

每日 1 剂,水煎,早晚分服。以后根据月经周期情况、症状变化而随证加减。共治疗 5 个月,患者妊娠,生一子,健康。

按:患者月经错后而行,夹有血块,伴腹痛,平时怕冷,少腹冷痛,带下多质清稀,呈现一派寒凝瘀阻之象。故用温经汤加减,以暖宫散寒,祛瘀活血,瘀阻消,胞宫暖,自然能摄精成孕。(陈燕平,付国平 2006 年第 6 期《吉林中医药》)

案8

张某,女,25 岁,1998 年 4 月 5 日初诊。婚后 3 年未孕,时有少腹隐痛,喜温喜按,月经后期,量少色暗,语言低微,善太息,舌淡、苔薄白,脉弦。经某医院用西药对症治疗,效果不显,故来我院要求中药治疗。妇查:子宫大小正常,轻压痛;附件:双侧无异常。中医诊断:不孕症,属肝郁,气机不畅,胞宫受寒。治宜疏肝养血,暖宫散寒,予当归芍药散加味。

处方:川芎 10 克,当归 15 克,泽泻、艾叶各 9 克,白芍、茯苓、柴胡、香附各 12 克。

每日 1 剂,水煎服。服药 3 剂后腹痛即止,精神转佳,效不更方,又服 6 剂,月经周期、经量、色质恢复正常,如此服药 20 余剂,诸证皆除。次年 5 月喜得 1 男婴,母子平安。

按:本例不孕症,系胞宫受寒,气机不畅,气血不能正常运行,复加情志所伤,肝郁不舒,气血失调,冲任不能相资,故不能成孕。用当归芍药散能疏肝养血,加香

附、艾叶暖宫散寒,使胞宫得温,月事如期,任通冲盛,故能成孕。(王飞霞,宋红旗
2010 年第 1 期《陕西中医》)

案9

闫某,女,28 岁,1999 年 8 月 15 日初诊。患者痛经多年,结婚 8 年未孕。初诊时患者月经周期尚正常,经期时小腹一直绵绵下坠作痛,月经量少,色暗红无血块。平素体质较弱,面色晦暗,腰膝酸软,头晕耳鸣。患者结婚近 8 年,曾怀孕 5 次,皆 3 个月余即胎停不长,现已 2 年未避孕而未怀孕。舌淡红、苔薄,脉细弦。治宜补益肝肾,滋补阴血。

处方:生晒参 6 克,麦冬 15 克,五味子 3 克,生黄芪 25 克,怀牛膝 10 克,炒杜仲 12 克,当归 20 克,菟丝子 15 克,制香附 10 克,炒白芍 20 克,桑寄生 15 克,炒小茴香 6 克。

14 剂,水煎服,每日 1 剂,于经前 5 天开始服用。患者 5 天前来月经,现已经净。除第 1 天小腹坠胀不舒外,其余几天未见明显不适,月经量明显增多,血色较前转鲜,面色略有好转,仍腰膝酸软,时有头晕耳鸣。舌淡红、苔薄,脉细弦。

二诊:上方去当归,加巴戟天 15 克、陈皮 10 克、茯苓 12 克。14 剂,每日 1 剂,水煎服,并忌生冷、辛辣,注意休息,放松精神。

三诊:患者服完上 14 剂药,自觉精力好转,因现已是经前 1 周,想调方巩固疗效。上方去巴戟天,加生地黄 20 克、炒白术 12 克。7 剂,每日 1 剂,水煎服。嘱咐患者以后每次经前 5 天开始服初诊用药,经停后可继续服用二诊方。此后,患者行经时几乎无任何不适,半年后怀孕,一直经王老中药调理保胎,顺利产下一子。(杨勇,白晶,吴晓丹,等 2010 年第 2 期《北京中医药大学学报》)

案10

李某,女,30 岁,2004 年 1 月 16 日初诊。结婚 6 年,性生活正常,未采取任何避孕措施,但从未受孕。15 岁初潮,4~6/ 25~28 天,量少,色红无块,形体消瘦,腰腿酸软,心悸失眠,五心烦热,舌红少苔,脉细数。输卵管碘油造影显示通畅,妇检、B 超均正常,丈夫精液常规未见异常。综合以上舌、脉症,此患者为阴血亏虚,精亏血少,故月经量少,胞脉失养,血海蕴热,故不孕。治宜滋阴养血,调冲益精。方用左归丸加减。

处方:生地黄、熟地黄、山茱萸、当归、白芍各 12 克,女贞子、墨旱莲、枸杞子、菟丝子各 15 克,牡丹皮、地骨皮、黄柏、牛膝、龟胶各 10 克。连服 2 个月后受孕。继以中药调理保胎治疗,现已顺产一健康女婴。

按:肾为先天之本,元气之根,藏精主胞胎,主生殖。如精血不足,冲任脉虚,胞脉失养,加之血海蕴热,则不能受孕。方中生地黄、熟地黄、山茱萸、女贞子、墨旱莲、枸杞子补益精血;当归、白芍养肝和血;牡丹皮、地骨皮、黄柏清热降火;菟丝子、牛膝强腰膝,健筋骨;龟胶滋阴填精,诸药调和,使精血充足,胞脉得养,虚火得降,故能受孕。(张君满2007年第5期《四川中医》)

案11

患者某,女,30岁,2000年4月2日初诊。结婚5年未孕,性生活正常,月经1月2至,量少则淋漓不净,多则如崩。经本市某医院妇科检查诊断为右侧附件炎,原发性不孕症。刻诊:面色苍白,形体消瘦,头昏目花,眼睑、唇、爪均淡白,此次月经3月17日来潮,已经13日未净,曾服多种止血药无效,量多、色淡、质稀,伴右下腹冷痛,精神不振,动则心慌,失眠多梦,舌质淡、苔薄白,脉沉细无力。治宜健脾摄血、养血安神。方用归脾汤加减。

处方:党参20克,黄芪30克,当归10克,炒白术15克,酸枣仁12克,远志15克,炙甘草6克,阿胶珠15克,怀山药30克,白茯苓20克,煅龙骨30克,煅牡蛎30克,炮姜炭12克,艾叶炭12克,制香附6克。

5剂,水煎服。

二诊:月经干净,右下腹痛消除,但全身仍无力,纳差,头昏,心慌。以归脾汤合四物汤治疗,服10剂。

三诊:4月21日全身症状消除,体力增加,精神如常,能正常料理家务及劳动。此次月经提前4天,已行2日,量中等,恐病情复发,予自拟归脾汤去艾叶炭、制香附、煅龙骨、煅牡蛎,继服25剂,月经正常而受孕,于2001年6月足月分娩一女婴。

按:本例心脾气虚,统血失职,故月经每月2次,经期长达15~20天,量多如崩,因失血过多,而致胞宫脉络空虚,故形坏而无子也。予归脾汤调理心脾,心脾功能正常,则血循常道而有度,使月事按月来潮。量多加煅龙骨、煅牡蛎固摄止血,安神;艾叶炭、炮姜炭温经散寒、止痛止血;阿胶珠养血止血。经净后仍以归脾汤以善其后。(李顺实2007年第2期《山东中医杂志》)

案12

陈某,女,30岁,工人,1960年8月13日就诊,切脉细弦,舌苔薄黄。曾生一胎,不久即夭,继而未孕已10年,迭经诊治,均无效果。经水一般提早2天,经前约1周有胸闷不宽,乳房作胀,经来小腹胀,纳差,腹中有气上下窜动,直到经来2天后方消失。患者情绪不佳,性情急躁,以致肝气郁结。治宜疏肝理气。

处方:白芍、陈皮、白术各6克,茯苓、合欢皮、娑罗子、路路通、香附、郁金、当归各9克,柴胡2.4克。

嘱每次经前感胸闷乳胀时服用,至经来一两日停止。

患者4月半后复诊,自述经前服药后,腹中有骚扰感,咕咕有声,不久即有矢气及嗳气,胸脘即舒服,小腹胀亦消失,乳胀亦好转,目前经水已五旬未至,按脉滑数,舌苔薄黄,经查已怀孕。1961年10月平安生产。

按: 本例系早年生子而夭,抑郁于怀,而致十年未孕。治以逍遥集成方化裁,用香附、郁金、合欢皮开郁行气;当归、白芍养血敛阴;白术、茯苓、陈皮健脾悦胃,和中补土;娑罗子、路路通疏泄肝经气滞,消除胸腹气滞;柴胡为厥阴经药,清疏郁热。(《朱小南妇科经验选》)

案13

刘某,女,28岁,2007年3月初诊。患者13岁月经初潮,24岁结婚,婚后4年未孕。月经常延后,呈渐进性加重,量少、色淡、质稀,平素易头晕乏力,胸闷腹胀,纳呆,带下量多色白,大便溏薄,四肢畏寒,小腹冷痛,形体肥胖,舌淡胖嫩、苔白腻,脉濡滑。妇科B超检查未见异常。其配偶精液检查属正常范围。证属痰湿阻滞,脾肾阳虚。治宜健脾益肾助阳,理气化痰调经。方用苍附导痰汤加减。

处方:苍术、陈皮、香附、胆南星、桂枝、淫羊藿、鹿角胶、紫河车各10克,制半夏15克,茯苓皮、山楂、丹参各20克,甘草8克。

每日1剂,5剂,水煎服,症状明显减轻。后守方继进,月经按期而至,诸证消失。巩固治疗5个月,服药期间怀孕,转服保胎药1周停药。后足月顺产一男婴,母子健康。(李霞2009年第8期《中医药导报》)

案14

景某,女,37岁,因自然流产清宫术后2年多不孕,于2009年1月24号初诊。自述:2年前孕50天无明显诱因自然流产,行清宫术,手术顺利,术后抗感染治疗,流血不多,5天血止。术后4月试孕,至今未孕。曾就诊于多家西医院,均按内分泌失调治疗无效(具体用药不详)。月经周期正常,经期9~10天净,量少色红,在月经中期常有少量带血,伴一侧少腹隐胀痛。平素白带不多,常有口腔溃疡,手足心热,口干不多饮,腰酸不适,经前乳房胀痛,见其表情抑郁。舌红、苔薄黄,脉细。末次月经2009年1月10号。经来3天查内分泌六项:人促卵泡生成素(FSH)2.80单位/升,人促黄体生成素(LH)1.41单位/升,雌二醇(E2)148皮摩尔/升,黄体酮(PROG)0.16纳摩尔/升,泌乳素(PRL)8.26微克/升,睾酮(T)111.8纳摩尔/

升。提示:FSH、LH、PROG 值略低于正常。患者因素体肾虚,肾虚胎元不固而至堕胎,堕胎后清宫愈损肾中精血,肾精不足,致堕胎清宫术后久不能摄精成孕;阴血亏损,胞脉失养,血海不能充盈,致经来量少;阴虚生热,血海热扰,致月经不能如期而净,月经中期出血,并现口腔溃疡,手足心热,口干不多饮;腰为肾之府,肾虚则腰酸不适;阴血不足,肝经失养,又久不孕,肝气不疏而致经前乳房胀痛,心情抑郁。舌脉符合以上证候。综上分析,该病例属肾虚肝郁所致继发不孕症。方拟"归肾丸"和"两地汤"加减。

处方:生地黄、山药、山茱萸、菟丝子、阿胶珠、枸杞子、杜仲、麦冬、玉竹、白芍各15 克,当归 10 克,地骨皮、香附、川楝子各 12 克。

7 剂,日 1 剂,水煎服,1 日 3 次,每次 200 毫升。

1 月 31 日二诊:手足心热,口干改善,续服上方 3 周。

2 月 21 日三诊:2009 年 2 月 10 号,经来四天检查内分泌六项示:FSH 2.84 单位/升,LH 2.41 单位/升,E2 76.19 皮摩尔/升,PROG 0.19 纳摩尔/升,PRL 19.62 微克/升,T 72.87 纳摩尔/升。FSH、LH、PROG 值恢复正常。经间期未见出血,经量增多,7 天净,口腔溃疡等症状改善。上方不变,继服 1 个月。

3 月 28 日四诊:停经 46 天,测尿 HCG(+),B 超提示宫内妊娠,无不适。"寿胎丸"加味,服 2 周。随访 4 月,正常妊娠。

按:患者初诊内分泌六项检查中 LH、FSH 值低于正常,后经中药调治使 LH、FSH 值恢复正常。据病史分析,患者自然流产原因可能与黄体功能不足有关。导师根据中医"妇人久无子者,其原必起于真阴不足""肾水足而胎安,肾水亏而胎动"的观点,结合多年的临床经验应用古方"归肾丸"和"两地汤"合方灵活加减。以补肾滋阴养血、疏肝理气调经改善了黄体功能,使患者获孕,孕后用"寿胎丸"保胎使其正常妊娠。说明补肾滋阴养血、疏肝理气调经的方药有很好的改善黄体功能、助孕保胎的功用。(曹金竹 2010 年第 1 期《贵阳中医学院学报》)

案15

张某,女,30 岁,2006 年 3 月 15 日就诊。结婚 5 年未孕,每次月经错后,经期长,量少,经色暗,经前两乳房胀痛,小腹隐痛,腰膝酸软,平时情怀不畅,舌苔薄白,脉细弱。妇检输卵管通畅,阴道子宫正常,双侧附件无异常。配偶精液检查正常。属气血不足,脾肾两虚。治宜益气养血,健脾补肾。

处方:党参、黄芪各 30 克,白术 20 克,茯苓、当归、柴胡各 12 克,熟地黄、大枣各 24 克,白芍、山茱萸、丹参各 15 克,甘草 6 克。

3剂,水煎服,每日1剂。

服药后,月经已准时、乳房胀痛、小腹隐痛已好转,但经量少、经色暗,腰膝酸痛,舌红无苔,脉缓细。属脾肾两虚,宜健脾补肾。

处方:党参、黄芪、大枣各30克,白术、山药、枸杞子各20克,茯苓、菟丝子各15克,山茱萸24克,当归、柴胡各12克,甘草6克。

5剂,水煎服,每日1剂。

经量、经色正常,余症好转,舌无苔,脉平。治宜益气补血,健脾补肾。

处方:白术20克,当归、柴胡各12克,熟地黄、山茱萸各24克,大枣、山药、枸杞子、党参、黄芪各30克,菟丝子、白芍、丹参各15克,甘草6克。

5剂,水煎服,日1剂。

次年顺产一婴。

按:《医部全录》谓:"今妇人无子者,率由血少不足以摄精也,血之少也,固非一端,然欲得子者,必须补其精血,使无亏欠,乃可以成胎孕。"故用益气补血、健脾补肾之法,用益气补肾药,诸证悉愈。(李健康2009年第1期《实用中医药杂志》)

案16

田某某,女,32岁,婚后6年不孕,2004年6月27日就诊。患者婚后曾患过阴道炎,经求医诊治好转。现在症状:月经量少、色淡、质稀色暗,腰酸,手足不温,每值经期少腹两侧不适。查:面色萎黄晦暗,舌淡暗,脉寸细尺弱,右关稍弦。妇科检查:宫颈光滑,子宫常大,两侧输卵管稍粗无压痛,输卵管通液畅。诊断:不孕症,证属肾虚血瘀。治宜益肾养血,化瘀通络。方选四物汤加减。

处方:当归、川芎、生地黄、熟地黄、玄参、桃仁、三棱、莪术、延胡索、川楝子各10克,赤芍、白芍、山药、山茱萸、甲珠(另包)、地骨皮、麦冬、鹿角霜、巴戟天各12克,菟丝子、淫羊藿、皂角刺各15克,甘草6克。

每日1剂,连续服用6个疗程,10天为1个疗程,并配合灌肠方,经期停药。

2005年3月2日复诊:患者述诸证好转,经量可,腰腹肢冷减轻,少腹无不适。何老嘱服逍遥丸、金匮肾气丸调理2月。

2005年5月20日因停经来院复诊,HCG(+),证明已喜得子嗣。

按:本病例患者患病6载,根据中医"久病必瘀""久病及肾"的理论,结合患者目前症状可知精亏肾虚,阳弱失煦则腰酸、手足不温;"精血同源""精血互化"津亏必致血虚,血海失充则月经量少、质稀、色淡暗;久病无嗣,忧思气结,气郁及肝,气机不畅则少腹不适;气郁不能行血则血郁不散而为瘀,故舌色、面色淡暗。病虽以肾虚血亏为本,但亦杂气郁络阻之候。何老依证立法,随法变通用药。方中生地黄、赤芍、白芍、当归、川芎养血,熟地黄、山药、山茱萸"三补"填肾精,鹿角霜、菟丝子、淫羊藿、巴戟天温壮元阳以固本,生地黄、玄参、麦冬生津而为精血之助;延胡索、川楝子、甲珠、皂角刺理气解郁,畅络散结;三棱、莪术、桃仁活血散瘀;地骨皮坚阴且可防温燥耗阴化火;甘草调和药性。现代医学实验表明,鹿角霜能直接作用于腺垂体细胞引起黄体生成素(LH)释放增多;菟丝子对下丘脑—垂体—性腺(卵巢)轴功能有兴奋作用;淫羊藿可兴奋性腺功能;巴戟天可提高垂体对黄体生成素释放激素(LRH)的反应性及卵巢对 LH 的反应性来增强下丘脑—垂体—卵巢促黄体功能。诸药合用,参用灌肠,使精旺血充络畅,阴阳协调,脏腑和谐而有子嗣。(马卫东,吴大梅 2006 年第 7 期《四川中医》)

案 17

赵某,女,32 岁。患者不孕 2 年来诊,B 超提示:子宫附件正常,输卵管造影均通畅。监测卵巢有成熟卵泡,抗精子抗体(AsAb)(＋)。

处方:川芎 10 克,菟丝子、鸡血藤、益母草、郁金、巴戟天、当归、桃仁、红花、杜仲各 15 克,茯苓 20 克。

患者口服汤药 2 个月,复查 AsAb(－),再稍加调整方药,继续口服 1 个月后受孕。

按:本病例属于现代医学所说的免疫性因素所致的不孕,免疫性不孕既有局部血瘀湿热原因,又有整体的肝肾阴阳气血失调的因素。方中用杜仲、菟丝子、巴戟天滋肾阴补肾阳,使冲任充盛;当归、川芎、桃仁、红花、鸡血藤、益母草、郁金理气活血。全方共奏补肾调冲任、活血化瘀之功,标本兼治,扶正不留邪,活血祛瘀不伤正。(尹立立,王秀云 2007 年第 3 期《吉林中医药》)

案 18

杨某,女,32 岁,已婚,2003 年 10 月 9 日初诊。主诉:产后 8 年不孕。月经不调 10 余年,伴带下量多 2 年。现病史:患者 15 岁月经初潮,经量、经色基本正常。1995 年足月分娩一男婴,4 岁时因车祸而亡。此后,精神恍惚,时时悲伤欲哭,继而月经不调,伴带下量多 2 年,因不能再受孕,曾辗转河南、北京、西安等地,多方求医问药治疗,未能如愿,来我院诊治。妇科检查:宫颈肥大,宫体前位,活动差,双侧附件均有压痛,带下量多、色黄。2003 年 8 月在西安进行子宫输卵管碘油造影,报告子宫显影,左侧输卵管不通,右侧通而不畅。现月经多错后,时有提前,经量多少不定,血色暗红有块,经行腹痛,脉细弦,舌暗、苔薄白。诊断:不孕症(输卵管阻塞性不孕)。辨证属肝郁血滞。治宜行气活血,散结通络。方用通管汤。

处方：丹参30克，王不留行、路路通、当归各15克，皂角刺、炮穿山甲（先煎）、丝瓜络、海藻、牛膝、枳壳各10克，三棱、莪术各9克。

随证加减，腹胀痛，加延胡索、制香附各10克；带下量多，加车前子（包）10克、败酱草20克。日1剂，水煎，分2次服，经前1周服至月经来潮，连服10天为1个疗程。

外施方：制乳香、制没药、川乌、千年健、羌活、络石藤、五加皮各30克，丹参、透骨草各60克，血竭20克，艾叶50克。

上药为粗末，分2份，喷洒适量的水、醋、酒，布包，蒸15分钟，热敷小腹，2包交替使用，1～2次/天，30分钟/次，10天为1个疗程。共用2个疗程。

二诊：末次月经按期来潮，病人感觉到经期仅有小腹微微不适，带下量减少，质较清稀，于月经干净3～5天即行输卵管通液复查，结果见双侧输卵管通畅。嘱术后禁房事半月，患者心情大为好转，脸上有喜悦之色。诊脉沉细，舌淡，停服上药。

处方：①维生素E、叶酸，每日各1片，连续服用。②归芍调经片，2次/天，3片/次，从月经第5天服至25天。

三诊：月经按期来潮，量色正常，无腹痛，仅觉小腹冰凉不适，二便调，脉沉，舌淡。处方毓麟珠加减。

处方：菟丝子20克，仙茅、当归、熟地黄、白芍、枸杞子、香附、山茱萸、川续断、茯苓各10克，紫河车（冲服）6克。

5剂，水煎服。从月经第6天服至第10天。调经促孕丸每日2次，每次1包，从月经第11天服至第25天。经血错后未潮，自测尿HCG（＋），于2004年12月26日顺产一男婴，母子平安。

按：不孕症为临床常见的妇科疑难病，袁教授认为受孕的条件有三：一是肾气盛。肾为五脏六腑之本，藏精气，主生殖，为孕育之源；二是胞络通畅。胞络是联系子宫的脉络，若胞络闭塞，则肾气无从输精于胞宫；三是胞宫寒温适宜。胞宫是孕育胎儿的器官，若脏腑、经脉、气血功能紊乱，六淫七情，瘀血痰湿等影响胞宫，致胞宫寒温失宜，阴阳偏颇，则不能摄精成孕。而患者为输卵管阻塞性不孕，袁教授认为，此证为肝郁血滞，故一诊治以行气活血，散结通络，使胞络通畅。方中当归、枳壳、牛膝行气补血通络；三棱、莪术合用，气血并调，相辅相成，破气行瘀，散结消积；炮穿山甲、路路通均具通利之性，有疏通冲任经隧，宣畅胞络气机之功效；王不留行、皂角刺涤除包络之瘀垢，疏通冲任之经隧，以通经为手段，达助孕之目的；配海藻以加强消瘀散结之力。袁教授在长期的临床经验中总结：口服中药的同时给予外敷法具有很好的疗效。方中的制乳香、制没药两药对胞宫、胞络积瘀之痛有特效,艾叶、千年健合用使寒凝湿瘀所致的肿胀得以消散。外敷能促进局部静脉丛扩张,改善血液循环,促进粘连的组织软化并吸收,使管道疏通。二诊时,输卵管已通,肾气精血是受孕的重要物质基础,是月经如期而至的必要条件,只有肾气旺盛,经血充沛,冲任通盛,月经如期,两精方能相搏而成孕。袁教授治疗虚证不孕当首重调经,调经助孕分两个阶段进行:第一阶段以调经为主;第二阶段以补肾填精助孕为法。故二诊以滋补肝肾、养血调经为治则,方用归芍调经片。三诊在月经正常后则以补肾助阳为法,方用毓麟珠加减。方中熟地黄补肝益肾,养血滋阴;白芍养血敛阴,柔肝调经。两药相配,静守纯养,平补肝肾;山茱萸益肝补肾,收敛涩精;菟丝子既补肾阳,又补肾阴,且可补肝健脾;枸杞子滋补肝肾,两者相配不温不燥,平补阴阳,补而不腻;仙茅温肾壮阳,祛寒除湿;紫河车补精、益气、养血,两者相配补精益气,温化助孕。辅以调经促孕丸,则孕育正常,如期分娩。(徐珊,袁惠霞2009年第7期《甘肃中医》)

附:孙思邈转女为男方

《备急千金要方》中还有关于转女为男方五首,虽然现代科技研究表明,生男生女非药物影响可转变,不提倡选择婴儿性别,在此列出,仅供参考,至少证明古人对此有所研究,切不可机械照搬。

论曰:阴阳调和,二气相感,阳施阴化,是以有娠,而三阴所会则多生女。但妊娠二月,名曰始膏,精气成于胞里。至于三月,名曰始胎,血脉不流,象形而变,未有定仪,见物而化,是时男女未分,故未满三月者,可服药方术转之,令生男也。

丹参丸

属性:治妇人始觉有孕,养胎并转女为男方。

丹参、续断、芍药、白胶、白术、柏子仁、甘草各二两,人参、川芎、干姜各三十铢,吴茱萸、橘皮、当归各一两十八铢,白芷、冠缨(烧灰)各一两,干地黄(一两半),芜荑十八铢,犬卵(干)一具,东门上雄鸡头一枚。

上十九味末之,蜜和丸,如梧子大,酒服十丸,日再,稍加至二十丸如梧子大。

又方　取原蚕屎一枚,井花水服之,日三。

又方　取弓弩弦一枚,绛囊盛,带妇人左臂,一法以系腰下,满百日去之。

又方　取雄黄一两,绛囊盛带之,要女者,带雌黄。

又方　以斧一柄,于产妇卧床下置之,仍系刃向下,勿令人知。如不信者,待鸡抱卵时,依此置于窠下,一窠儿子尽为雄也。

胎教

胎教是有目的、有计划地创设和控制母体内外环境,依据胎儿身心特点,对胎儿实施各种有益刺激,以促进胎儿身心健康发展的科学理论和方法。中医胎教内容有广义和狭义之分。广义的胎教,即是在精神、饮食、寒温、劳倦等诸方面对母亲和胎儿实行的保健措施,以保证胎儿的智力和体格的发育;狭义的胎教主要是使孕妇加强精神品德的修养和教育,保持良好的精神状态,以促进胎儿的智力发育。

1. 古代胎教记载

我国关于胎教的记载,早期散见于文学、哲学、史学、医学、教育学等诸多学科的典籍中。至汉代,古代胎教学说雏形初步形成。至明代,古代胎教学说趋于完善。根据文献记载,商周时已经有胎教说的萌芽,至西汉时颇为盛行,如《青史子》《大戴礼教》《烈女传》均有详细的记载。1973 年 12 月在湖南长沙马王堆 3 号汉墓出土的帛书《胎产书》中,有提倡胎教的论述,即胎教要注意自己的视听言行和交往接触,远侏儒沐猴,见君公大夫,促使胎儿身心健康地发展。这是现存医学文献中最早关于胎养、胎教的记载,并成为后世胎教理论的渊源。中国古代伟大的思想家孟子的母亲倪氏亦非常重视胎教,她在孕育孟子期间给自己定下了"四不戒律",即"目不视恶色,耳不闻恶声,心不妄想,非礼勿视",这些认识直接影响到当时乃至以后的中国古代胎教理论的建立和发展。南北朝大教育家颜之推在其名著《颜氏家训·教子》中指出:"古者圣王有胎教之法,怀子三月,出居别宫,目不邪视,耳不妄听,声音滋味,以礼节之。"唐代药王孙思邈认为,要使个体优生,必须注重母体身心条件的选择,注重孕期的时间、环境的选择,以及性生活的生理、心理卫生等,以避免胎儿先天"癫痫顽愚,瘖痖聋聩"。他提倡胎教胎养,继承并发展了北齐徐之才的《徐之才逐月养胎方》,在《备急千金要方·养胎》中提出了"弹琴瑟,调心神,和性情,节嗜欲,庶事清净"的胎教胎养原则。清末著名思想家康有为也十分强调胎教对一个新生儿成长的重要性:"天下之人皆出于胎,胎生既误,施教无从。然者胎教之法,其为治者之第一要欤。"(《大同书》)他主张建立胎教院,以培养聪明后代,提高人口质量。

随着时代的推移,中国古代胎教理论愈益全面、完善,古人越来越重视"胎教之道",视其为"孕宝"而"书之玉版,藏之金柜,置之庙宇,为后世戒"(《颜氏家训》)。

美国学者托马斯·伯尼在《神秘的胎儿生命》一书中指出：中国在1 000多年前就开设了世界上第一个胎教"诊疗所"。关于母亲对胎儿的影响，在《圣经》和希波克拉底（公元前5世纪）的《日记》等国外古代文献中均有记载，但这些国外的胎教记载均比中国的胎教记载出现的年代晚得多。与早于《圣经》问世的《日记》相比较，中国至少比《日记》的著者——希腊医学之祖希波克拉底早600年提出胎教思想，这不能不使外国学者心悦诚服地承认"中国是世界胎教学说的策源地"。

2. 古代胎教特点

中国古代胎教学说的理论基础是中医的"外象内感"理论，并且重视孕期保健，将胎教与养胎、护胎有机地融为一体。

（1）"外象内感"理论：在古代胎教学说中占有十分重要的地位，是中国古代胎教学说的核心内容，其科学内涵是强调孕妇的精神品德修养对胎儿的影响，它来源于我国古代朴素的哲理观。外界对胎儿有什么影响，就会使胎儿产生什么变化，即见善则善感，见恶则恶感。隋·巢元方在《诸病源候论》一书中写道："妊娠三月名始胎，当此之时，血不流行，形象始化，未有定仪，因感而变……欲子美好，宜佩白玉；欲子贤能，宜看诗书，是谓外象而内感者也。"后世将其发挥认为，妇女怀胎，胎儿逐渐生长，逐渐变化，逐渐完善，胎儿与母亲共为一体，休戚相关，母热则儿热，母寒则儿寒，母体的一切变化均直接影响胎儿。孕妇在妊娠期间，凡是接触美好的事物，就能够陶冶性情、开阔胸襟、旷怡心神，使一身气血和顺，能够对胎儿未来智力与性格等发育产生良好的、积极的影响。可见中医胎教学说的提出，主要是建立在"形象始化，未有定仪，因感而变，外象而内感"的基础之上的。

在"外象内感"这一科学哲理的指导下，古人非常重视胎教。例如，孙思邈《备急千金要方》中有文王胎教法的记载："旧说凡受胎三月，逐物变化，禀质未定。故妊娠三月，欲得观犀象猛兽，珠玉宝物，欲得见贤人君子盛德大师，观礼乐钟鼓俎豆，军旅陈设，焚烧名香，口诵诗书，古今箴诫，居处简静，割不正不食，席不正不坐，弹琴瑟，调心神，和情性，节嗜欲。庶事清净，生子皆良，长寿忠孝，仁义聪慧，无疾，斯盖文王胎教者也。"《泰定养生主观·论孕育》中也指出"文王设胎教之法，使孕妇常观良金美玉……又听讲诵经史传集，而使秀气入胎，欲其生而知之"。类似的真知灼见颇多，如《钱氏儿科学》中指出："欲子女之清秀者，居山明水秀之乡；欲子女之聪俊者，常资父学艺书。"陈自明在《妇人大全良方》中对"外象内感"理论做出了最全面、精辟的论述："夫至精才化，一气方凝，始受胞胎，渐成形质，子在腹中，随母听闻。自妊娠之后，则须行坐端严，性情和悦，常处静室，多听美言，令人讲读诗书，陈礼说乐，耳不闻非言，目不视恶事，如此则生男女福寿敦厚，忠孝贤明。不然则男女既生，则多鄙贱不寿而愚，此所谓因外象而内感也。"

上述关于"外象内感"的精辟论述与现代科学主张孕妇对胎儿良好的心理影响，包括情志的调和、音乐与诗词的熏陶、言行的端庄、品德的修养等方面的要求是一致的。当然，限于历史局限性，古代胎教理论中某些论述难免渗入一些臆断、神秘色彩，甚至含有封建礼教对妇女的约束成分。如《烈女传》中一些对母子身心健康无益的苛求，即使在古代也无法做到。但是对于强调孕妇要注意品德修养，诸如"心地善良，不存恶念，不视恶色，不听淫声，不出傲言，不痴心妄想与奢欲"，则可借鉴。

（2）重视孕期保健：重视孕期保健，将胎教与养胎、护胎有机地融为一体，是中医胎教学说的第二大特点。实践证明：重视孕期保健，重视孕妇的身心健康，不但可预防妊娠病，还能使后代优生、优形、聪慧。在中国古代，许多医学家早已揭示出中国古代胎教学说的机制。"子居母腹，以母气为气，以母血为血……善心生，则气血清和，而生子性醇，恶心生，则气血混浊，而生子性劣""孕精气以生，呼吸相通，喜怒相应，一直偏倚，即使子病"，即孕妇与胎儿"同心同体"。中医认为，母子同体，母安则子安，母病则子病，母热则子热，母寒则子寒，母壮则子壮，母弱则子弱。因此，养胎、护胎即是调养孕母，孕母调养得当则可达到养胎护胎的目的。在调养孕母时，特别强调气血的调和。明代《广嗣纪要》是论述生育和小儿疾病的一本专著，书中就明确指出："养胎者血也，护胎者气也。"认为孕母的气血调和是养胎护胎的关键。

3. 古代胎教方法

从诸多古代胎教学者有关胎教方法的论述中可看出，中国古代胎教方法主要有合理营养、调和情志、谨避寒暑、适度劳逸、审施药治、节制性欲。

（1）孕期饮食调养：胎儿在母腹，全赖母体气血供养，而孕母气血的充足，又赖饮食营养的化生。因此，孕母的饮食，与胎儿的生长发育有着密切的关系。中医十分重视孕母的饮食调理，中医学主张孕妇的饮食应营养丰富而易于消化，宜清淡，不宜膏粱厚味、煎炙辛辣。宋朝朱瑞章在《卫生家宝产科备要》卷三指出："妊娠脏气皆拥，关节不利，切不宜多睡、食黏硬难化之物，亦不须乱服汤药。"在卷六指出："妊娠之后，或触冒风冷，或饮食不节，或居处失宜，或劳动过当，少有不和，则令胎动不安。重者遂致伤堕。"《备急千金要方》中提出妊娠期饮食禁忌："儿在胎，日月未满，阴阳未备，腑脏骨节皆未成足，故自初讫于将产，饮食居处，皆有禁忌。妊娠食羊肝,令子多厄。妊娠食山羊肉,令子多病。妊娠食驴马肉,令子延月。食骡肉难产。妊娠食兔肉、犬肉,令子无音声及缺唇。妊娠食鸡子及干鲤鱼,令子多疮。妊娠食鸡肉、糯米,令子多寸白虫。妊娠食甚并鸭子,令子倒出,心寒。妊娠食雀肉并豆酱,令子满面多黑子。妊娠食雀肉、饮酒,令子心淫情乱,不畏羞耻。妊娠食鳖,令子项短。妊娠食冰浆,绝胎。妊娠勿向非常之地大小便,必半产杀人。"书中还引述北齐徐之才在《逐月养胎法》里较为全面地论述了孕妇的饮食护理。徐氏认为,妊娠初期,应该"饮食精熟,酸美受御,宜食大麦,毋食腥辛""无食辛燥""无大饥,无甚饱,无食干燥""饮食避寒""无食燥物,无辄失食"等。因为精细熟透的食物自然容易消化,孕妇亦易从中汲取充足的营养;而酸美可口的食物则会刺激孕妇的食欲,可以相应地增加食量。这样就能保证孕妇有足够的营养和能量供给,以濡养胎儿。

(2)孕期精神调养:在孕期,孕妇应以精神修养为主。注重自身修养,保持情绪的稳定、精神的愉快是婴儿最早期教育的开始。《烈女传·胎教论》指出妊娠时"目不视恶色,耳不听淫声"。后世医家也有"宁静则养胎,盖气血调和则胎安……欲生好子者,必先养其气,气得养则子性和顺,无乖戾之气"。故"自妊娠以后,性情和悦,常处静室,多听美言,令人诵读诗书陈说礼乐"(《育婴家秘·胎养》)。《孕产集·养孕》说:"孕藉母气以生,呼吸相通,喜怒相应,一有偏奇,即至子疾。"唐·孙思邈在《备急千金要方》里引述徐之才的《徐之才逐月养胎方》云:妊娠一月"无令恐畏",二月当"慎护惊动",三月则应避免"悲哀、思虑、惊动",提出要"调心神,和情性",而且要做到"无号哭""当慎护惊动"。万全在《万氏育婴家秘·胎养以保其真》篇中引《气质生成章》"调喜怒,节嗜欲,作劳不妄,而气血从之,皆所以保摄妊娠,使诸邪不得干焉。苟为不然,方禀受之时一失调养,则内不足以为守中,外不足以为强身。气形弗充而疾病因之"。所以,孕妇要提高自身的文化素质,要稳定情绪、愉快精神,避免精神紧张等不良刺激,多在环境优美、空气清新的地方散步等。这样,有利于孕妇保持心情舒畅、气机调顺,更重要的是可以使胎儿"外象内感",使其聪明。

(3)劳其身,运气血:孕妇应做到劳逸有度。徐之才的《徐之才逐月养胎方》云:"妊娠七月……劳身摇肢,无使定止,动作屈伸,以运血气""身欲微劳,无得静处,出游于野"。《妇人大全良方》里也提出"宜晏起,沐浴浣洗",这就是要求孕妇经常沐浴,以保持身体的洁净。对孕妇的适度运动也提出了具体的要求,认为为了保证孕妇未来的产程顺利,孕妇"凡妊娠至临产,当安神定虑,时常步履,不可多睡"。这对于保持孕妇身体气血的畅达有莫大的好处,可以减少或免除孕妇分娩时发生碍产或难产。适当的活动,对胎儿的生长亦有好处,能够促进胎儿的发育,使其正常自然地转身。《万氏妇人科·胎前章》说:"妇人受胎之后,常宜行动往来,使气血流通,百脉和畅,自无难产,若好逸恶劳,好静恶动,贪卧养娇,则气停血滞,临产多难。"张曜孙提出孕期"不可太逸,逸则气滞,不可太劳,劳则气衰",他认为"五月以前宜逸,五月以后宜劳"。他认为孕妇要适当活动以利气血调畅,过劳则伤气耗血,气少力衰,精神疲惫;过逸则气血运行不畅,脾胃功能呆滞,抵抗力下降,均不利于胎儿成长。应劳逸适度,不同阶段应有所偏重。另外,勿去登高涉险,提举重物,防止流产。

(4)居必静,寝必宁:徐之才的《徐之才逐月养胎方》对孕妇的居处提出了如下的具体要求:"居必静处""居处必燥"及"寝必安静,无令恐畏"。同时,要做到:"卧必晏起,沐浴浣衣,深其居处,厚其衣裳。朝吸天光,以避寒殃"。宋·陈自明在《妇人大全良方》中也有相同的提法,同时应当"无处湿冷,无着炙衣""不为力事,寝必安静"。而孕妇的衣着也需宽大洁净,所谓"缓带自持而待之",以免影响胎儿正常发育。清朝医家曾懿《女学篇》"胎产"言:"大凡妊妇之卫生,宜运动肢体,调和饮食,居室宜面东南,日光和煦,空气流通,时或散步园林,或遐眺山川,呼吸空气,以娱心目,或纵观经史,以益神智,其影响皆能邮及胎儿,儿秉母气,自必聪慧,不止有益于产母也。"《大生要旨·胎前节养六条》说:"四慎寒温,胎前感冒外邪,或染伤寒时证郁热不解,往往小产坠胎。"孕妇应顺应四时气候的变化,随其时序而适其寒温,不宜烈日暴晒或淋雨涉水,慎防外邪侵袭。此外,孕期衣着宜宽大适体,腰带不宜过紧,以免气血流通不畅,影响胎儿发育或导致难产。妇女怀孕之后要慎避风寒,因为此时气血聚于冲任经脉以养胎儿,身体的抗病能力就不免降低,若不注意调摄,则容易发生疾病而影响胎儿,甚至还会造成胎儿畸形。中医在这方面的论述很多,早在隋代的《诸病源候论》中就提出了多种外感性疾病能"防胎""损胎",宋代《小儿卫生总微论方》一书中,列举了39种先天性畸形病症与孕母失去调养、染上疾病因素有关。慎避风寒就是要孕母顺应四时气候变化,适其寒温,预防疾病,特别在传染病流行时不要去(或少去)公共场所。

(5)孕期审慎针药:《育婴家秘·胎养》曰:"妊娠有疾不可妄投药饵,必在医者审慎病势之轻重,药性之上下,处以中庸,不必多品,视其病势已衰,药宜便止,则病去于母,而子亦无殒矣。"一般情况下,孕妇无病,不可乱服药,即使孕期患病,亦"宜审病势,避其毒药"。凡峻猛、滑利、祛瘀、破血、耗气、散气及一切有毒药品,都应慎用或禁用。妊娠期患病针刺也应慎重。宋·陈自明在《妇人大全良方》中专门就孕妇妊娠期间的服药必须注意事项做了明确的说明。陈自明专门编就了一首孕妇药忌歌,并提示孕妇们能切实记取,以免因为无知而造成严重的恶果。该歌开头就说:"切须妇人产前忌,此歌宜记在心胸。"具体提出芒硝、斑蝥、牵牛子、乌头、附子、水蛭、桃仁、莪术、牛黄、巴豆、大戟、蜈蚣、牛膝等三十多种药物,以上诸药对孕妇非常不利。因为这些药物毒性大,刺激性强,副作用强,所以,他提醒孕妇们能够有所警觉,最好不用。现代科学药理实验证明:其中有些药物能够引发孕妇子宫平滑肌收缩,服用过后则易造成流产,而有些药物则会影响胎儿的正常发育。故而孕妇的服药必须慎重,懂得服药禁忌是必要的。但也不必讳疾忌医,治疗时应本着"若其母有疾以动胎,治母则安胎;若其胎有不牢固,致动以病母者,治胎则母瘥"的原则实施针药。审施针药不仅可以治疗妊娠疾病,而且可以预防滑胎、小产等,保证正常的孕育。《万氏妇人科·胎前章》说:"孕妇有疾,又不可轻用针灸,以至堕胎。"因此,更应避免腹部针刺,其他部位也应审慎。

(6)寡嗜欲,保养胎:历代医家把节欲、绝欲当作养胎护胎的第一要务,同时也作为顺产之可靠保证,主张孕妇与丈夫分房寝居。徐之才的《徐之才逐月养胎方》就倡导在孕妇妊娠期间要做到"居必静处,男子勿劳",明代张介宾的《景岳全书》说:"妊娠之妇,大宜寡欲",《妇婴宝鉴·大生要旨·胎前》里说:"禁房事,保产以绝欲为第一要事",《万氏妇人科》里也称:"古者妇人有孕,即居侧室,不与夫接,所以产育无难。"这就是说在妇人妊娠期间要节制乃至禁止性生活,这有益于孕妇安心地养胎。《大生要旨·保胎》中也具体指明:"妇人怀孕,即迁别室安寝,常使身心清净,不犯房劳,夜睡须左右转换,使小儿左舒右展,肢体活动,临产自然快便",《孕产集·孕忌》云:"怀孕之后,首忌交合,盖阴气动而外泄,则分其养孕之力而扰其固孕之权,动而漏下,半产、难产,生子多疾而夭。"妊娠期间,房事不节则营血不安,最易引起流产,精伤则不能养胎,所以生育的后代容易愚鲁多病。古人认为:"身心清静不犯房劳,临产自然快便,生子也必聪明少疾。"特别是孕3月以前和7月以后谨戒房事才能确保胎儿的健康。

4. 优生优育

(1)择良偶,忌早婚:宋朝著名妇产科医学家陈自明在《妇人大全良方·卷九·求嗣门》引陈无择《求子论》曰:"凡欲求子,当先察夫妇有无劳伤痼害之属,依方调治,使内外和平,则妇人乐有子矣。"明朝张景岳在《景岳全书》将女子喻为"种植之地基",论述了择偶与优生学的关系,"求子者必先求母……倘使阴阳有序种址俱宜。而稼穑有不登者未之有也"，强调选择女子对于孕育子嗣的重要性。《景岳全书》还设男病篇，指出胎孕不仅关乎女子，还关乎男子。"或以阳衰，阳衰则多寒；或以阴虚，阴虚则多热。若此者是皆男子之病，不得尽诿之妇人也"。另外，《景岳全书·卷三十九·述古篇》引《褚氏遗书》"合男女必当其年，男虽十六而精通，必三十而娶，女虽十四而天癸至，必二十而嫁。皆欲阴阳完实然后交而孕，孕而育，育而子坚壮强寿"，提倡男女身体健康，适时婚嫁，有利于子嗣的孕育。明朝万全在《养生四要·卷一·寡欲篇》中，也从优生学和养生防病学方面论证了早婚之害。未成年男女婚配过早不仅影响发育成长，且易早衰夭折，痛陈纵欲之害。"少之时气方盛而溢……欲动情盛，交接无度，譬如园中之花，早发必先痿也。况禀受怯弱者乎，古人三十而娶，其虑深矣"。

（2）寡欲而求子：孕育健康的后代，父母气血充足是基础。早婚和房事过频都不利于父母气血，对男方来说会精不足，对女方而言则血不足。因此，除了年龄因素之外，还应寡欲，能得子和，有利于下代健康。宋朝愚谷老人《延寿第一绅言》："寡欲乃有子，多欲则无子……士大夫欲得子，法当节欲。否则就枯松而索膏，沥槁竹而求汁。欲得子也，难矣……江南士大夫往往溺于声色，娶妻子买妾，皆求其稚齿而娇嫩者，故生子皆软弱无病而夭亡。甚而醉以入房，神思皆乱，虽得子亦不慧。"万全还在《万氏家传育婴·卷一·欲养以培其元篇》中引丹溪语"无子之因，多起于父气之不足，岂可独归于母血之虚寒。"阐明"男之无子者，责精之不足也，女之无子者，责血之不足也……男子清心寡欲以养其精，女子忍性戒怒以养其血"。

（3）同宗同姓，不得婚配：《左传·僖公二十三年》有这样的记载："男女同姓（指同一家族），其生不蕃。"无论它是否真正为古人在人口优生优育上的认识与发现，但千百年来人们遵循和推崇它，是因为人们认识到近亲生殖繁衍对社会将产生不利影响。秦朝已经有了关于"优生"的律文。1975 年 12 月，湖北云梦睡虎地十一号墓出土了一批珍贵的"秦律竹简"，后经学者整理，成书《睡虎地秦墓竹简》，其中的法律"答问篇"中有这样一段记载："同母异父相与奸，可（何）论弃市。"对同母异父发生性行为做死刑处置。《唐律疏议》曰：同宗同姓，皆不得为婚，违者，各徒二年。意思是说，同一祖宗，同一姓氏中的人，都不许相互通婚，违反这一条的，各判处徒刑二年。表明当时社会对同宗同姓近亲结婚的危害性已有相当的认识和相应管理措施。

（4）禁止男女婚娶年龄差距过大：为了人口的生殖繁衍以及防止劣质人口的出生，秦朝对于当嫁不嫁、当婚不婚者，问罪于父母，设有壮夫老妇、老夫壮妻的婚娶禁令。

（5）为优生而考虑遗传因素的萌芽：《后汉书·冯勤传》中有这样一段文字："冯勤字伟伯，魏郡繁阳人也。曾祖父扬，宣帝时为弘农太守。有八子，皆为二千石，赵魏间荣之，号曰'万石君'焉。兄弟形皆伟壮，惟勤祖父偃，长不满七尺，常自耻短陋，恐子孙之似也，乃为子伉娶长妻。伉生勤，长八尺三寸。"这则通过婚姻弥补矮小身材对后代影响的故事，说明后汉时期古人就认识到遗传因素对于人体生长发育具有作用，懂得父母身高对后代身高产生直接影响的知识。

（6）胎失所养，终止妊娠：汉朝张仲景在《金匮要略·妇人妊娠病脉症》中记有"养胎"一词，曰："妇人得平脉者，阴阳和平，当有妊矣。阴脉弱者，阴主养胎而脉虚也……宜桂枝汤调和其营卫气血焉。"

所谓"养胎"，是指妊娠后，或饮食或用药调养护胎。《金匮要略》可贵之处不止于养胎，还在于它提出了去除劣胎的措施，可谓优生思想的具体体现。如妇人妊娠病脉症第二十开始即云，"师曰：妇人得平脉，阴脉小弱，其人渴，不能食，无寒热，名妊娠，桂枝汤主之。于法六十日当有此证，设有医治逆者，却一月加吐下者，则绝之。"这里的"则绝之"意指终止妊娠。妊娠三月，出现恶心厌食反应，属脾胃虚弱者，宜用桂枝汤调和营卫气血。但如果由于医生的误治，在妊娠三月出现上吐下泻，致使脾胃愈加虚弱，精液气血化源枯竭，胎失所养，以致胎儿发育不良，此时终止妊娠，杜绝劣质胎儿降生，从优生学上来讲具有非常积极的意义。

隋朝巢元方在《诸病源候论·妇人妊娠病诸候》下设"妊娠中风候"，指出："妊娠而中风，非止妊娠为病甚者损胎也。"在"妊娠欲去胎候"中云："间有妊娠之人羸瘦或挟疾病，既不能养胎兼害母，故欲去之。""非止妊娠为病甚者损胎也"和"既不能养胎兼害母，故欲去之"，均指出不终止妊娠会导致母子皆伤的后果，因此必须"止妊娠""欲去之"，采取人工流产的措施去除劣胎，一方面保全了孕妇的健康；另一方面从优生角度上讲，防止不良胎儿的出生以保证生育的质量。毋容置疑，此当断当决之措施，为后人起到积极的示范作用。

明朝张景岳在《景岳全书》卷三十八"胎动欲堕篇"说："凡气血衰弱，无以滋养其胎，或母有弱病，度其中不能成者，莫若下之，以免他患。"孕期因疾病或药物致胎儿畸形者亦屡见不鲜。对各种原因导致胎失所养，胎儿发育不良，采取终止妊娠的措施，以确保生育质量，对优生无疑是非常重要的。

秦朝自商鞅变法之后，实行"权制独断于君"，主张由国君制定统一政令和设置官吏统一解释法令。秦代法律对杀畸形儿作无罪论，《秦律竹简》："'擅杀子，黥为城旦春。其子新生而有怪物其身及不全而杀之,勿罪。'今生子,子身全也,毋怪物,直以多子故,不欲其生,即弗举而杀之,可(何)论为杀人。"意为擅自杀死婴儿者,应受到刺面刑罚,并罚其做苦工。但若是因为新生儿畸形,或者肢体残缺不全而杀死,不予治罪。如新生儿身体完好,没有生长异物,只是因为孩子太多,不愿其活下来,就不加养育而把他杀死,应作杀子论处。

附:徐之才逐月养胎方

(1)**妊娠一月:**妊娠一月名始胚,饮食精熟,酸美受御,宜食大麦,无食腥辛,是谓才正。妊娠一月,足厥阴脉养,不可针灸其经。足厥阴内属于肝,肝主筋皮及血。一月之时,血行痞涩,不为力事,寝必安静,无令恐畏。妊娠一月,阴阳新合为胎,寒多为痛,热多卒惊,举重腰痛,腹满胞急,卒有所下,当预安之,宜服乌雌鸡汤。

乌雌鸡汤

乌雌鸡(治如食法)一只,茯苓(去黑皮)、阿胶(锉碎)各二两,芍药(白者)、白术(去芦)、人参(去芦)各三两,甘草(炙,锉)、生姜(洗,去皮切)各一两,吴茱萸(拣去枝梗)一升,麦冬(汤泡去心,晒,焙干)五合。

上十味㕮咀,以水一斗二升煮鸡,取汁六升,去鸡下药,煎取三升,纳酒三升,并胶烊尽,取三升放温。每服一升,日三次服。

若曾伤一月胎者,当预服补胎汤。

补胎汤

细辛(高丽者去叶)一两,生姜(洗,擦去皮,切碎)四两,乌梅(捶碎)一升,防风(去芦)三两,干地黄(洗晒,锉,焙干)、白术(去芦)各三两,大麦(炒)、吴茱萸(拣净)各五合。

上八味㕮咀,以水七升,煮取二升半,分三服,食前服。寒多者,倍细辛、吴茱萸;若热多渴者,去细辛、吴茱萸,加栝楼根二两;若有所思,去大麦,加柏子仁三合。一方有人参一两。

(2)**妊娠二月:**妊娠二月名始膏,无食辛燥,居必静处,男子勿劳,百节皆痛,是为胎始结。妊娠二月,足少阳脉养,不可针灸其经。足少阳内属于胆,主精。二月之时,儿精成于胞里,当谨护惊动也。妊娠二月始,阴阳踞经,有寒多坏不成,有热即萎。卒中风寒,有所动摇,心满,脐下悬急,腰背强痛,卒有所下,乍寒乍热,艾叶汤主之。

艾叶汤

艾叶(去梗)、丹参(洗)、当归(洗,去芦须,切片,焙)、麻黄(不去节)各二两,人参(去芦头,切)、阿胶(锉碎)各三两,甘草(炙)一两,生姜(洗,擦去皮,切)六两,大枣(去核)十二枚。

上九味咬咀,以酒三升,水一斗煮,减半去滓,纳胶,煎取三升,分三服。一方用乌雌鸡一只宿肥者,治如食法,割头取血,纳三升酒中相和。鸡以水一斗二升先煮,取汁去鸡,纳药煎取三升,纳血酒并胶,煎取三升,分作三服。

若曾伤二月胎者,当预服黄连汤。

黄连汤

黄连(去须)、人参(去芦,切)各一两,吴茱萸(拣净)五合,生姜(洗,擦去皮,切)三两,生地黄(一方用阿胶)五两。

上五味咬咀,以酢浆七升,煮取三升,分四服,日三夜一,十日一作。若颇觉不安,加乌梅一升,加乌梅者不用浆,只用水耳。一方用当归半两。

(3)妊娠三月:妊娠三月名始胞,当此之时,未有定义,见物而化。欲生男者,操弓矢;欲生女者,弄珠玑;欲子美好,数视璧玉;欲子贤良,端坐清虚,是谓外象而内感者也。妊娠三月,手心主脉养,不可针灸其经。手心主内,属于心,无悲哀思虑惊动。妊娠三月为定形。有寒,大便青。有热,小便难,不赤即黄。卒惊恐忧愁,嗔怒喜顿,仆动于经脉,腹满绕脐苦痛,或腰背卒有所下,雄鸡汤主之。

雄鸡汤

雄鸡(治如食法)一只,甘草(炙,锉)、人参(去芦,切片)、茯苓(雪白者,去皮)、阿胶(锉碎)各二两,黄芩(尖如锥者)、白术(去芦)各一两,麦冬(汤浸,去心,晒,焙干)五合,芍药(洗)四两,大枣(去核)十二枚,生姜(洗,擦去皮)一两。

上十一味咬咀,以水一斗五升煮鸡,减半出鸡,纳药煮取半,纳清酒三升并胶,煎取三升,分三服,一日尽之,当温卧。一方用当归、川芎各二两,不用黄芩、生姜。

若曾伤三月胎者,当预服茯神汤。

茯神汤

茯神(去木)、丹参(洗)、龙骨(五色紧者)各一两,阿胶(碎,蛤粉炒泡起,去粉用)、当归(洗,去芦须,切,焙)、甘草(炙,锉)、人参(去芦头)各二两,赤小豆二十一粒,大枣(去核)二十一枚。

上九味咬咀,以酢浆一斗,煮取三升,分四服,先食服,七日后服一剂。腰痛者加桑寄生二两。(深师有韭白二两、麻子一升)

(4)妊娠四月:妊娠四月始受水,精以成血脉,食宜粳稻羹,宜鱼雁,是谓盛血气,以通耳目而行经络。妊娠四月,手少阳脉养,不可针灸其经。手少阳内输三焦。

四月之时,儿六腑顺成,当静形体,和心志,节饮食。妊娠四月,有寒,心下愠愠欲呕,胸膈满,不欲食。有热,小便难,数数如淋状,脐下苦急。卒风寒,颈项强痛,寒热或惊动身躯,腰背腹痛,往来有时,胎上迫胸,心烦不得安,卒有所下,菊花汤。

菊花汤

菊花(如鸡子大)一握,麦冬(汤浸去心,焙干)一升,麻黄(不去节)、阿胶(锉碎)各三两,甘草(炙,锉)、当归(洗,去芦须,切,焙)各二两,人参(去芦头,切)一两半,生姜(洗,擦去皮,切碎)五两,半夏(汤浸七次,姜淹一宿)四两,大枣(去核)十二枚。

上十味㕮咀,以水八升煮,减半,纳清酒三升并阿胶,煎取三升,分三服,温卧,当汗以粉粉之,护风寒四五日。一方用乌雌鸡一只,煮水煎药。

若曾伤四月胎者,当预服调中汤。

调中汤

续断(去根,洗,焙干)、川芎(洗,锉)、甘草(炙)各一两,白术(去芦,切,焙)、柴胡(去芦,洗)、浓朴(削去皮,生姜捣碎,淹一宿,次日焙干)、枳实(去穰,麸炒)、生李根白皮(洗)各三两,白芍药(雪白者,锉)、生姜(洗,去皮,切)各四两,当归(洗,去芦须)一两半,乌梅(捶碎)一升。

上十二味㕮咀,以水一斗,煮取三升,分四服,日三夜一。八日后复服一剂。

(5)妊娠五月:妊娠五月始受火,精以成其气。卧必晏起,沐浴浣衣,深其居处,浓其衣裳,朝吸天光,以避寒殃。其食稻麦,其羹牛羊,和以茱萸,调以五味,是谓养气,以定五脏。妊娠五月,足太阴脉养,不可针灸其经。足太阴内输于脾。五月之时,儿四肢皆成,无大饥,无甚饱,无食干燥,无自炙热,无大劳倦。妊娠五月,有热,苦头眩心乱,呕吐;有寒,苦腹满痛,小便数;卒有恐怖,四肢疼痛,寒热胎动无常处,腹痛,闷顿欲仆,卒有所下,阿胶汤主之。

阿胶汤

旋覆花(去枝根)二合,阿胶(锉碎)四两,人参(去芦头,切)一两,麦冬(汤浸去心,焙)一升,生姜(洗,擦去皮,切)六两,吴茱萸(拣净,汤洗三次,焙)七合,黄芩(尖如锥者)、当归(洗,去芦须,切片子,焙)、芍药(雪白者,锉)、甘草(炙)各二两。

上十味㕮咀,以水九升,煮药减半,内清酒三升并胶,微火煎取三升半,分四服,日三夜一,先食服便愈,不瘥再服。一方用乌雌鸡一只,割取咽血,纳酒中,以水煮鸡,以煎药,减半,纳酒并胶,煎取三升半,分四服。

曾伤五月胎者,当预服安中汤。

安中汤

黄芩(尖如锥者)一两,当归(洗,去芦须,切片,焙)、川芎(洗,锉)、人参(去芦头,切)、干地黄(洗净,焙干)各二两,甘草(炙,锉)、芍药(雪白者)各三两,生姜(洗,擦去皮,切碎)六两,麦冬(汤泡去心,焙)一升,大麻仁(去壳)五合,五味子(拣去枝梗)五合,大枣(去核)三十五枚。

上十二味哎咀,以水七升,清酒五升,煮取三升半,分四服,日三夜一,七日复服一剂。

(6)妊娠六月:妊娠六月始受金,精以成其筋。身欲微劳,无得静处,出游于野,数观走犬及视走马。食宜鸷鸟猛兽之肉,是谓变腠理、纫筋,以养其力,以坚背脊。妊娠六月,足阳明脉养,不可针灸其经。足阳明内属于胃,主其口目。六月之时,儿口目皆成。调五味,食甘美,无大饱。妊娠六月,卒有所动不安,寒热往来,腹内胀满,身体肿,惊怖,忽有所下,腹痛如欲产,手足烦疼,宜服麦冬汤。

麦冬汤

麦冬(汤浸去心)一升,人参(去芦,切片)、甘草(炙,锉)、黄芩各二两,干地黄(洗,焙)三两,阿胶(锉碎)四两,生姜(洗,擦去皮)六两,大枣(去核)十五枚。

上八味哎咀,以水七升煮,减半,纳清酒二升并胶煎,取三升,分三服,中间进糜粥。一方用乌雌鸡一只煮水以煎药。

若曾伤六月胎者,当预服柴胡汤。

柴胡汤

柴胡(去芦,洗,焙)四两,芍药(雪白者,一方作柴箴)、白术(去芦,切,焙干)、甘草(炙)各二两,苁蓉(酒浸一宿,切碎,焙)一两,麦冬(汤浸去心,焙)、川芎(洗)各二两,干地黄(洗净,焙)五两,生姜(洗,擦去皮,切片)六两,大枣(去核)三十枚。

上十味哎咀,以水一斗,煮取三升,分四服,日三夜一,中间进糜粥。勿食生冷及坚硬之物。七日更服一剂。

(7)妊娠七月:妊娠七月始受木,精以成其骨。劳身摇肢,无使定止,动作屈伸以运血气。居处必燥,饮食避寒,常食粳稻以密腠理,是谓养骨而坚齿。妊娠七月,手太阴脉养,不可针灸其经。手太阴内属于肺,主皮毛。七月之时,儿皮毛已成。无大言,无号哭,无薄衣,无洗浴,无寒饮。妊娠七月,忽惊恐摇动,腹痛,卒有所下,手足厥冷脉。若伤寒烦热,腹满短气,常苦颈项及腰背强,葱白汤主之。

葱白汤

葱白(十四茎)长三四寸,麦冬(汤浸去心,焙)一升,生姜(洗,擦去皮,切片)八两,甘草(炙,锉)、当归(洗,去芦须,切片子,焙)、黄芪(捶褊,蜜涂,炙)各三两,人参(去芦,切片)一两半,阿胶(锉碎)四两,黄芩(尖如锥者)一两,旋覆花(去枝梗)一合,半夏(汤泡,洗七次,用生姜制一宿,焙干)一升。

上十一味㕮咀,以水八升煮,减半,纳清酒三升及胶,煎取四升,服一升,日三夜一。温卧当汗出,若不出者,加麻黄去节二两煮,服如前法,若秋后勿强溃汗。一方以黄雌鸡一只,割咽取血,纳酒中,煮鸡取汁,以煎药。

若曾伤七月胎者,当预服杏仁汤。

杏仁汤

杏仁(汤浸,去皮尖)、甘草(炙)各二两,麦冬(汤浸,去心,焙)、吴茱萸(拣净,汤洗三、二次,焙)各一升,钟乳(使炼成者粉尤胜生钟乳)、干姜(炮烈)各二两,粳米五合,紫菀(使茸)一两,五味子(去梗)三合。

上九味㕮咀,以水八升,煮取三升半,分四服,日三夜一,中间进食,七日服一剂。一方用白鸡一只,煮汁煎药。

(8)妊娠八月:妊娠八月始受土,精以成肤革。和心静气,无使气极,是谓密腠理而光泽颜色。妊娠八月,手阳明脉养,不可针灸其经。手阳明内属于大肠,主九窍。八月之时,儿九窍皆成。无食燥热,无辄失食,无忍大起。妊娠八月中风寒,有所犯触,身体尽痛,乍寒乍热,胎动不安,常苦头眩,痛绕脐,下寒,时时小便白如米汁,或青或黄或使寒栗,腰背苦冷而痛,芍药汤主之。

芍药汤

芍药(白者,锉)、生姜(洗净,去皮)各四两,甘草(炙,锉)、当归(去芦须,洗,切片子,焙)、白术(去芦,焙)、人参(去芦,切片)各三两,薤白(切,洗)一升,浓朴(去皮,生姜捣碎,淹一宿,焙)三两。

上八味㕮咀,以水五升,清酒四升合煮,取三升,分三服,日再夜一。一方用乌雌鸡一只煮汁以煎药。

若曾伤八月胎者,当预服葵子汤。

葵子汤

葵子(拣,洗净)三升,生姜(洗净,擦去皮,切片)六两,芍药(雪白者,锉)四两,白术(去芦,切,焙干)、柴胡(去芦,洗,焙)各三两,大枣(去核)二十枚,甘草(炙,锉)二两,浓朴(去皮,生姜捣碎,淹一宿,焙)二两。

上八味㕮咀,以水九升煮,取三升,分三服,日三,十日一剂。一方用乌雌鸡一只,煮水以煎药。

(9)妊娠九月:妊娠九月始受石,精以成皮毛,六腑百节莫不毕备。饮醴食甘,缓带自持而待之,是谓养毛发、致才力。妊娠九月,足少阴脉养,不可针灸其经。足少阴内属于肾,肾主续缕。九月之时,儿脉续缕皆成。无处湿冷,无着炙衣。妊娠九月,若卒得下痢,腹满悬急,胎上冲心,腰背痛不可转侧,短气,半夏汤主之。

半夏汤

半夏(汤泡七次,以生姜二两淹一宿)、麦冬(汤浸,去心,焙)各五两,当归(去芦须,切片子,焙)、吴茱萸(拣净,汤泡,洗三、二次,焙)、阿胶(用蛤粉炒)各三两,干姜(炮裂)一两,大枣(去核)十二枚。

上七味㕮咀,以水九升煮取三升,去滓,纳白蜜八合,微火上温,分四服,痢即止。一方用乌雌鸡一只煮汁煎药。

若曾伤九月胎者,当预服猪石汤。

猪石汤

猪石(剥去筋膜,洗净)一具,白术(去芦,切,焙)四两,茯苓(去黑皮)、桑寄生(拣净)、干姜(炮裂)、干地黄(洗净,焙)、川芎(洗)各三两,麦冬(汤浸去心,焙)一升,大豆(略炒)三合,附子(中者炮裂,去皮脐,切)一枚。

上十味㕮咀,以水一斗煮石,令熟,去石,纳诸药,煎取三升半,分四服,日三夜一,十日更一剂。

(10)妊娠十月:妊娠十月,五脏俱备,六腑齐通,纳天地气于丹田,故使关节入神皆备,但俟时而生。妊娠一月始胚,二月始膏,三月始胞,四月形体成,五月能动,六月筋骨立,七月毛发生,八月脏腑具,九月谷气入胃,十月诸神备,日满即产矣。宜服滑胎药,入月即服。养胎临月服,令滑易产,丹参膏。

丹参膏

丹参(洗晒)半斤,川芎(洗,焙)、当归(洗,去芦须,切,焙)各二两,蜀椒(炒,少时以碗合定出汗。若有热者,以大麻入五合代)五合。

上四味㕮咀,以清酒,溲湿停一宿以成,煎猪膏四升,微火煎膏,色赤如血,膏成,新布绞去滓。每日取如枣许纳酒中,服之不可过服,至临月乃可服,旧用常验。

甘草散

甘草(炙,锉)二两,大豆黄卷(微炒)、干姜(炮裂,撕碎)、黄芩(尖如锥者)、桂心(不见火,锉)、大麦(炒,一方用粳米)、吴茱萸(拣去梗,汤洗三次,焙)、麻子仁各三两。

上八味为细末,每服二钱,酒调服,日三服,白汤调下亦得。

千金丸

主养胎及产难颠倒胞不出,服一丸。伤毁不下,产余病汗不出,烦满不止,气逆满,以酒服一丸,良。一名保生丸。

甘草(炙,锉)、贝母(去心)、秦椒(炒出汗)、干姜(炮烈,撕碎)、桂心(去皮,不见火)、黄芩(尖如锥者)、石斛(去根,锉)、石膏(硬者不,软者火)、粳米、大豆黄卷(炒)各六铢,当归(洗,去芦须,切片子,焙)十二铢,麻子三合。

上十二味为末,炼蜜和丸如弹子大。每服一丸,日三服,用枣汤化下。一方用蒲黄一两。

蒸大黄丸

治妊娠养胎,令易产。

大黄(蒸,锉)三十铢,枳实(锉,去穰,麸炒)、川芎(洗,锉,焙)、白术(去芦,切,焙干)、杏仁(汤泡,去皮)各十八铢,芍药(白者,锉)、浓朴(削去皮,生姜捣碎,淹一宿)、干姜(炮烈)各十二铢,吴茱萸(拣去梗,汤泡,洗三、二次,焙)一两。

上九味为末,炼蜜丸如梧桐子大。空腹酒下二十丸,日三服,未效加丸数。

滑胎令易产方

车前子(水淘洗令净,控,焙干,隔纸炒)一升,阿胶(锉碎,蛤粉炒泡起,去粉用)八两,滑石三两。

上三味为细末,饮汤调服一钱,日再服。如生,月可服之。药利九窍,未产不得先服。

妊娠诸病

1. 胎漏及滑胎

妊娠后,阴道出现少量下血而无腰酸腹痛下坠者,称"胎漏";若伴腰酸、腹痛下坠者,则称"胎动不安"。胎漏与胎动不安常是堕胎、小产的先兆,现代医学称为"先兆流产"。

《诸病源候论》云:"漏胞者……冲任气虚,则胞内泄漏,胎动不安者,多因劳逸气力或触冒冷热,或饮食不适,或居处失宜。"本病有母体和子体两方面原因,但终须导致冲任气血不调,胎元不固,方能发病。子体因素指夫妇精气不足,胎元禀赋薄弱,胎不成实,胎元不固而为病;母体因素系指母体肾虚、气血虚弱、血热等,禀赋素弱,先天不足,或孕后房事不节,均致肾气虚弱。冲任二脉根于肾,肾虚冲任失和而胎元不固;或素体不足,饮食失节,劳倦太过,思虑过度,病后体虚致脾胃虚弱,气血乏源,不能载胎养胎。肾为先天之本、元气之根;脾胃为后天之本、气血生化之源。气以载胎,血以养胎,肾虚者根怯,脾虚者本薄,脾肾不足是本病重要病机。现代医学认为,引起妊娠流产的原因十分复杂,除遗传学异常、内分泌、感染、解剖畸形等原因外,在不明原因的流产中,免疫因素引人注目。

凡妊娠不到20周,胎儿体重不足500克而中止者,称流产。习惯性流产为自然流产连续3次以上者,每次流产往往发生在同一妊娠月份,中医称为"滑胎"。其临床症状以阴道出血、阵发性腹痛为主。习惯性流产的原因大多为孕妇黄体功能不全、甲状腺功能低下、先天性子宫畸形、子宫发育异常、宫腔粘连、子宫肌瘤、染色体异常、自身免疫等。习惯性晚期流产常为子宫颈内口松弛所致,多由于刮宫或扩张宫颈所引起的子宫颈口损伤,少数可能属于先天性发育异常。此类病人在中期妊娠之后,由于羊水增长,胎儿长大,宫腔内压力增高,胎囊可自宫颈内口突出,当宫腔内压力增高至一定程度,就会破膜而流产,故流产前常常没有自觉症状。

(1)病因病机:

1)肝肾不足,冲任不固:肾为先天之本,男子以藏精,女子以系胞;肝藏血,女子在成年期间以肝为主,二者为母子关系,肾充则肝旺,冲任调和,妊后母婴俱健。若肝肾不足,冲任失调,则母子受损而病作。

2)脾胃虚弱,生化乏源:脾胃为气血生化之源,纳化正常,气血两旺,母婴得安。若过食辛辣厚味,偏嗜生冷冰糕,戕脾害胃,纳呆运迟,生化乏源,气虚不能载胎,血虚不能养胎;或过度温补,误食有害物品,灼阴耗液。阴虚内热而迫血妄行,致胎漏、胎动不安时作,甚至发生堕胎恶果。

3)情志不畅:女子以肝为先天,妊娠是妇女特殊之生理时期,由于肝体阴而用阳,血聚以养胎,不仅肝阴易亏,肝阳易亢,血亦易耗伤,而出现思虑过度、心烦失眠、急躁易怒、呃逆头眩等症状,若失治、误治,必将影响母子健康。

4)劳逸过度:妊娠期间劳逸过度,是造成胎动不安、早产的重要因素。在南北朝时,《徐之才逐月养胎方》已提出,妊娠期间,需要适当活动,不宜过于安逸,应劳逸适度,有益胎儿生长和顺利分娩的观点。

(2)治法:

1)胎前首重调理心身,安神定志:初妊妇女,多精神紧张,易产生焦虑不安情绪,甚至烦躁、失眠、易怒等症。在辨证论治前提下,选用一些清心除烦、安神定志药物,如莲子肉、莲子心、百合、麦冬、小麦、炒酸枣仁、柏子仁、天竺黄、合欢花皮,以利于心情稳定,睡眠改善。柔肝缓急之芍甘汤,不仅能调理心身,且对胎动不安有利。

2)滋补肝肾,调理冲任,以固胎元:冲为血海,任主胞胎,冲脉隶于阳明,任脉系于足少阴,故滋补肝肾、调理冲任,确是治本之图。药如桑寄生、续断、杜仲、菟丝子、山药、熟地黄、枸杞子、山茱萸、桑葚等。但这些药中,有的重浊滋腻,故常佐以宽中行气、助运消胀之紫苏梗、佛手、炒枳壳、八月札、谷芽、麦芽、鸡内金等,以防呆胃碍脾之虞。

3)塞流止血,凉血止血,急则治标:胎漏下血,往往导致孕妇恐惧,家人惊慌,若失血过多或日久,不仅胎失所养,加重胎动不安,甚至导致胎堕不良后果。在组方遣药上,偏重滋阴以和阳,阴液充则虚热熄而血自止,常收到较好效果。药如二至丸、制何首乌、阿胶、生地黄。凉血止血喜用荷叶、牡丹皮、苎麻根、白茅根、藕节、小蓟;收敛止血常用海螵蛸、仙鹤草、伏龙肝、地榆炭、棕榈炭、熟地黄炭等。

4)护脾胃是治胎前重要法门:妊娠初期,常有厌食、恶心、纳谷呆滞等症状。虽说是妊娠正常生理反应,但脾胃为后天之本,是母婴赖以汲取营养之所系,久则影响母子健康。由于血聚以养胎,脏气皆壅的特点,在调理脾胃时,宜用清肃肺胃,宽中顺气之品,以顺胃降,而无壅滞痞满之虞。

(3)辨证论治:

1)肾虚证:妊娠期,阴道少量出血,色暗淡,腰膝酸软,腹痛坠胀,伴头晕耳鸣,小便频数,舌体胖嫩、边有齿痕、苔薄白,脉沉弱滑。给予固肾安胎,佐以益气。用寿胎丸(《医学衷中参西录》)加味。

处方:菟丝子30克,桑寄生20克,续断15克,阿胶10克,党参20克,白术20克,何首乌15克,杜仲15克。

出血时间长或较多者,加地榆炭10克、仙鹤草15克、鹿角霜10克;便秘者,加肉苁蓉15克、熟地黄20克;腹痛明显者,加木香10克、紫苏梗15克;腹胀纳呆,加砂仁5克;腹坠明显,加续断、黄芪各15克,升麻10克;小便数,加覆盆子、益智仁各15克。

按:本方为益肾填精、固冲安胎之剂。胞宫系于肾,冲任二脉起于胞中,肾藏精,精血同源,补肾固冲、养血安胎之品共用而奏效。

2)气血虚弱证:妊娠期,阴道少量出血,色淡红、质清稀,或腰酸小腹空坠,面色苍白无华或萎黄,神疲肢倦,心悸气短,纳呆便溏,舌淡胖、苔白,脉细滑。治宜补气养血,固肾安胎。用胎元饮(《景岳全书》)加减。

处方:党参30克,杜仲15克,白芍15克,熟地黄20克,白术20克,菟丝子30克,桑寄生15克,阿胶10克,陈皮5克,甘草5克。

腹痛明显者,加黄芪15克、升麻10克;腰痛甚者,加续断10克;纳呆便溏者,去熟地黄、白芍,加炒麦芽、砂仁、木香各5克。

按:本方为补气摄血、固肾安胎之剂。现代研究证实,白芍能够抑制子宫平滑肌收缩,均可对子宫、胎盘功能起到良好的调整效果;续断可抗维生素 E 缺乏。本方对机体免疫系统功能有明显的促进作用,可积极有效地防治流产的发生。

3)血热胎动证:妊娠期,阴道少量出血,色鲜红或深红、质稠,或腰酸腹痛,面赤,心烦不安,口干咽燥,或五心烦热,便结溺黄,或有低热,舌红或尖边红、苔黄或少苔,脉弦滑数。治宜清热养血、滋肾安胎。用保阴煎(《景岳全书》)加减。

处方:生地黄、熟地黄各20克,白芍、山药、续断各15克,黄柏、黄芩各10克,甘草5克。

烦躁易怒、口苦者,去黄柏,加郁金、栀子各10克,合欢皮15克;五心烦热、两颧潮红者,加女贞子、墨旱莲各15克,玄参8克,知母10克。

按:本方具有滋肾阴、降虚火、宁血海之功,邪去则胎自安。

4)血瘀伤胎证:妊娠期外伤后阴道下血,腰酸腹坠胀,或腰腹疼痛不适,或因病而妊娠后阴道下血、色暗红,腹满,皮肤粗糙,口干不思饮,舌质暗红有瘀斑、苔白,脉沉涩;或误服毒物伤胎,见孕后阴道出血、色红质常,腰腹疼痛,甚或肢厥,面色青白,舌脉正常或舌质暗,脉沉弱。治宜益气和血,活血安胎。用当归芍药散加味。

处方:当归10克,川芎10克,白芍15克,茯苓12克,白术15克,泽泻10克,续断15克,丹参10克,益母草12克。

少腹胀痛者,加柴胡10克、川楝子8克、香附10克;腰酸痛明显者,加杜仲、菟丝子各15克。

按:"养胎者血也,护胎者气也"。气血运行不畅或有所结成瘀,均能影响胎儿血供,使胎失所养,临床上则出现腹痛、腰酸、阴道出血等气血瘀滞症状。活血安胎、祛瘀安胎有改善胎盘微循环的作用,使胎有所养。(谢泳泳2006年第2期《中国中医药信息杂志》)

(4)验案:

案1

黄某,女,27岁,医生。主诉:妊娠6个月余,胎动不安2个月。诊见心烦失眠,面色浮红,舌淡红、苔薄腻,脉滑数。为血虚有热,不能养胎,肝郁化火,心君被扰,胆失宁谧所致。治宜清心除烦,养血安胎。

处方:竹茹、丹参、炒枳壳各12克,紫苏梗(后下)、炒白术、炒酸枣仁、茵陈各10克,黄芩9克,黄连1.5克,白芍15克,木蝴蝶6克,砂仁(后下)、甘草各3克。

4剂,每天1剂,水煎服。

二诊:药后心烦得解,夜眠改善,宫缩次数减少,面色浮红渐退,舌淡红、苔薄腻,脉仍滑数。已见小效,宗前法加减。

处方:紫苏叶(后下)、甘草各3克,黄连1.5克,佛手、黄芩各9克,竹茹、炒白术各12克,山药、丹参、白芍各15克,炒枳壳、炒酸枣仁各10克,砂仁(后下)4克。

6剂,用法同前。

三诊:药后胎动不安及子宫收缩等症明显减少。嘱暂停药,适当进行户外活动。

四诊:孕7月后,因工作较忙,肢倦神疲,夜寐不安,胎动不安及宫缩又逐渐增多,且宫缩时伴有腹痛,心烦易怒,鼻塞咽痒,嗳气泛酸。经产科检查诊为胎儿臀位,已入盆腔,有早产之征,建议住院保胎。查舌淡红、苔薄白,脉弦滑。为气阴不足,血失所养。治宜益气养阴,补血和营,健脾畅中,清热安胎。

处方:砂仁(后下)1.5克,白芍、丹参各15克,黄芩、太子参、麦冬各10克,紫苏梗(后下)9克,炒白术、竹茹、炒枳壳、沙参各12克,甘草6克。

5剂,用法同前。佐艾灸至阴穴以纠正胎位。

五诊:药后诸证明显减轻,胎动柔和,偶有宫缩。效不更方,前方再进10剂。

六诊:经服上药10剂,艾灸至阴后,诸证均消。到产科检查,胎位已转为正常。为巩固疗效,再以益气养血,清热安胎,调理冲任,健脾和中。

处方:太子参、炒白术、炒枳实各12克,麦冬、炒酸枣仁、黄芩各10克,丹参、炒白芍各15克,当归9克,砂仁(后下)2克,甘草、紫苏叶(后下)6克。再服6剂。

后足月产一男婴,母子安康。(王小云,路志正2007年第5期《新中医》)

案2

王某,女,33岁,1997年8月中旬来门诊治疗。其结婚6年,月经周期常3~5天,经量适中,曾有3次自然流产史。此次停经已47天,经2次化验尿妊娠试验为阳性。阴道不规则流血4天,色淡,腰膝酸软,小腹隐痛并有下坠感,舌质淡、苔薄白,脉沉细弱。患者发病后曾在当地医院治疗,肌内注射黄体酮3次,未见效。此为肾虚型。

处方:党参、黄芪、仙鹤草各15克,菟丝子12克,当归、白术、枳壳、杭白芍、续断、焦杜仲、阿胶珠、白果各10克,陈皮、砂仁各6克,焦艾叶5克。

1天服1剂,水煎服2次。

用药后第3天出血停止。嘱连服9剂,以巩固药效,至妊娠第3月、第7月继服9剂参芪归芍汤加味。停药期间服当归散,每次5克,日2次,酒引温开水送服。后足月顺产一男婴。(惠保定,张惠兰2001年第6期《陕西中医》)

案3

李某,女,28岁,2005年10月24日初诊。于2001年结婚,婚后流产3次。2004年采取措施避孕1年,2005年8月再次怀孕,2个月后又出现流产先兆的征兆,县医院用黄体酮无效,遂来我院采取中医治疗。经查胎漏下血,面黄体弱,精神倦怠,心悸懒言气短,胃脘不适,纳差,舌淡、苔薄白,脉细而滑。诊断:滑胎。证属:中气不足,而致冲任统摄无力。治宜补中益气,养血固冲,兼以止血。方选补中汤加味。

处方:党参15克,黄芪15克,炒白术15克,柴胡10克,当归10克,陈皮6克,升麻6克,阿胶(烊化)12克,麦芽15克,仙鹤草20克,菟丝子10克,甘草5克,砂仁6克,大枣5枚。

水煎服,1日1剂。

连服6剂后腹胀逐渐减轻,纳食增加。再按前方续服10剂而告痊愈,于2006年3月,顺产一男婴。

按:本例因连续流产3次,导致冲任虚损,胎元不固,复因思虑过度,伤及脾胃,使得生化乏源,气血不足,难以养胎。现用补中益气汤补中益气,固摄冲任,从而达到中气足、冲任固、气血和、胎自安之目的。(石新勇2008年第11期《实用中医内科杂志》)

案4

宋某,26岁,2006年7月14日初诊。妊娠7月,小腹胁肋胀痛5天。缘于10天前婆媳不和,心烦苦恼,遂致小腹胁肋胀痛,情志不爽,喜太息,疲乏,纳食欠佳,大便溏,午后下肢轻度浮肿,舌淡红、苔薄白,脉弦滑。证为肝郁脾虚,气血不和。治宜疏肝健脾,养血和血,止痛安胎,方用当归芍药散加味。

处方:炒白芍 20 克,茯苓、炒白术各 15 克,川芎、砂仁(后下)、当归各 6 克,紫苏梗 10 克。

5 剂,每日 1 剂,水煎服。

并劝其妥善处理婆媳关系。药后,患者小腹胁肋胀痛大减,精神转佳,饮食增加。继予上方 5 剂以巩固疗效。后随访,顺产一女婴。

按:本案孕已 7 月,胎体渐长,气机升降亦为之紊乱,又因其怫郁不舒,气机失调,胞脉气血阻滞,故小腹胀痛。肝脉布于胁肋,肝气郁结,则情志不爽,胁肋胀痛,肝气犯脾,脾失健运,则纳呆、便溏,下肢浮肿,疲乏。以当归芍药散疏肝健脾,养血利湿,更加砂仁、紫苏梗行气止痛安胎。药中肯綮,故获效满意。(李耀清 2009 年第 6 期《光明中医》)

案 5

患者某,女,30 岁,2003 年 5 月 10 日初诊。患者自诉曾怀孕 3 次,均在 3 月以内流产,经多方治疗效果不显,此次妊娠 2 月半,小腹疼痛,坠胀,伴心烦易怒,口苦便干,舌尖红绛、苔黄滑腻,脉弦滑数。妊娠试验阳性,B 超示:胎心搏动良好。治宜泻肝除湿、安胎。方用龙胆泻肝汤加减。

处方:龙胆草、栀子、泽泻、车前子各 10 克,黄芩、生地黄各 12 克,柴胡、木通、甘草各 6 克,当归、白芍各 15 克,白术、砂仁各 20 克。

每月 7 剂,水煎服,日服 2 次,每日 1 剂,早晚服用。

服至 4 个月诸证消失。检查 B 超显示:胎儿发育正常,于 2003 年 12 月 28 日顺产一女婴。

按:习惯性流产的病机多数是由气血亏损、肾气不足、脾胃气虚乏源所致。治疗上多以补肾健脾、益气养血为主。但有少数病例属肝胆火旺者,用上述方法治疗,不但无效,反而会加速流产,故辨证施治后,应以龙胆泻肝汤加减治疗。龙胆泻肝汤内有木通,《本草纲目》谓其犯胎,这里用之导肝胆火下行,因有生地黄滋阴凉血故可用。习惯性流产因肝胆湿热者少见,故要详察脉症,谨慎用之。(索俊玲 2007 年第 2 期《山东中医杂志》)

案 6

刘某,女,30 岁,2003 年 10 月 27 日初诊。患者妊娠 4 月余,近 3 天阴道有少量出血、血色暗红,伴小腹拘急,腰酸乏力,口干不欲饮,舌暗红、边有瘀点、苔白,脉沉弦。诊为胎动不安,证属瘀阻胞宫,损害胎元。治宜祛瘀消癥,固冲安胎。方用桂枝茯苓丸加减。

处方:桂枝、牡丹皮各9克,茯苓、赤芍、桑寄生、白芍各10克,菟丝子、续断、阿胶(烊化)各12克,蒲黄炭(包煎)15克。

6剂,每天1剂,水煎服。

药尽,出血停止而愈。

按:本例患者孕期见阴道出血,血色暗红,舌暗红、边有瘀点,此乃瘀血滞留胞宫,伤及胎元,瘀血癥块不消,必影响胎气致胎动不安,但消散峻猛,亦可损胎元。故治则宗"有故无殒,亦无殒也"之旨拟缓消癥块之法,方以桂枝茯苓丸加减。方中桂枝温通血脉;茯苓渗利下行而益心脾之气;牡丹皮、赤芍行瘀血安胎元,化瘀兼清瘀热;去桃仁以防滑利损胎,合寿胎丸补肾固冲,养血安胎;蒲黄炭祛瘀止血。方证切合,故收良效。(张金举2005年第6期《新中医》)

案7

杨某,女,25岁,2007年12月8日初诊。停经50天,阴道流血2天,伴腰酸腹坠3天。2天前无明显诱因出现阴道流血,色鲜红,伴腰酸腹坠、心烦、夜寐不安、口干欲饮、尿黄便艰、脉细滑数。证属血热型胎动不安。

处方:生地黄、续断各25克,熟地黄、黄芩、黄柏、桑寄生各20克,白芍、山药、苎麻根、墨旱莲、菟丝子、地榆炭各15克。

服7剂后阴道流血止、腰腹疼痛消失,夜寐转调,二便正常。

按:先兆流产,中医学称之为"胎漏""胎动不安",是指妊娠28周前,出现少量阴道流血,继之出现阵发性下腹痛或腰背痛。由于本例孕妇肝火偏旺,素体阴亏,火热伤阴则见胎漏、胎动不安。治宜滋阴清热,养血安胎。方中生地黄、熟地黄滋阴养血;白芍益气敛阴;黄芩、黄柏清热泻火;续断、桑寄生、墨旱莲、菟丝子安胎;山药健脾益气;苎麻根、地榆炭凉血止血安胎。全方共奏滋阴、凉血、清热安胎之效。

(颜艳芳2009年第9期《江西中医药》)

案8

王某,女,29岁,2004年4月26日初诊。主诉:妊娠50余天,阴道少许出血3天。现病史:患者既往有痛经史,2002年10月某晚,突然感到腹痛剧烈,不能直立走动,被他人搀扶到医院就诊,经检查确诊为右侧卵巢巧克力囊肿扭转,立即手术治疗,术后恢复良好。曾分别在2002年、2003年自然流产2次。现停经50余天,阴道出血3天,量少,血色暗红,小腹隐隐作痛,身体消瘦,面色晦滞,体乏倦怠,稍有恶心,实验室检查血人绒毛膜促性腺激素41.3单位/毫升。B超检查报告:宫内妊娠,孕囊完整,可见原始心管搏动,宫腔胎盘下积血2.1厘米×1.5厘米×1.1厘米。孕妇血清抗心磷脂抗体(ACA)检测示 ACA－IgC(＋)、ACA－IgM(＋),脉细滑略弦,舌淡、苔薄白。诊断:滑胎。辨证:肾虚挟瘀,胎动不安。治法:补肾和血安胎。

方药:丹参、当归、白芍、川续断、蒲黄炭、焦杜仲、阿胶、陈皮各 10 克,黄芪、菟丝子各 20 克,紫苏梗 6 克。共 5 剂,水煎服。

二诊:服药 2 剂,出血停止,腹痛减轻,脉滑。上方去蒲黄炭,加白术 10 克,7剂,此后以本方加减变化,共服药 20 余剂。妊娠 70 天左右,复查:ACA(－),B 超报告:胚胎发育正常,子宫大小同孕周,可见心管搏动 100 次/分,未见宫内积血。后随访至 2005 年 11 月 30 日顺产一男婴,体质量 3 650 克,母子健康。新生儿随访至 2006 年 4 月 1 日,发育正常。

按:安胎先补肾,肾气足胎儿安,肾为先天之本,主藏精气,泌天癸,司人体生长发育生殖。肾藏精,精化气,精生血,肾精足肾气盛,濡养维系胞胎。凡患此病多有堕胎小产史,均可耗伤气血,损伤冲任,伤及肾气,使胎失养载。故安胎之法,应先补肾,肾精充,肾气足,胎儿安。多数医家在安胎方内忌讳使用和血活血药,恐有动胎之虑,其不知《黄帝内经》在治疗妊娠病症时,早斧“有故无殒,亦无殒也”的原则。袁教授深刻领会其意义,认为凡是妊娠出血或 B 超报告宫内积血,应在安胎药的基础上,适当加入和血活血之药,定能改善胚囊微循环,增进胚胎的血流量,提高疗效。故提出“安胎必和血,血和瘀去胎自安”的学术观点。本病选用寿胎丸为基本方,加入丹参、当归活血补血以安胎;菟丝子、黄芪补益脾肾固肾安胎,以达冲任气血充足;炒蒲黄行血祛瘀,收涩止血;白芍和血养血散瘀;紫苏梗行气安胎。活血使瘀败离经之血排出体外,以达新血生,血归经,胞漏止之目的,使胎儿正常发育至足月而娩。(徐珊,袁惠霞 2009 年第 7 期《甘肃中医》)

(5)保胎要领:

1)生活规律:起居以平和为上,既不可太逸(如过于贪睡),亦不可太劳(如提挈重物或攀高履险等)。逸则气滞,导致难产;劳则气衰,导致伤胎流产。因此,孕妇一定要养成良好的生活习惯,作息要有规律,最好每日保证睡够 8 小时,并适当活动。这样,才能使自己有充沛的体力和精力来应对孕期的各种情况。另外,孕妇衣着应宽大,腰带不宜束紧,平时应穿平底鞋。要养成定时排便的习惯,还要适当多吃富含纤维素的食物,以保持大便通畅。大便秘结时,避免用泻药。

2)合理饮食:孕妇要注意选食富含各种维生素、微量元素和易于消化的食品,如各种蔬菜、水果、豆类、蛋类、肉类等。胃肠虚寒者,慎服性味寒凉的食品,如绿豆、白木耳、莲子等;体质阴虚火旺者,慎服雄鸡、牛肉、狗肉、鲤鱼等易使人上火的食品。民间有不少食疗方对预防习惯性流产和先兆流产很有效果,这里向大家介绍两则:①莲子、桂圆肉各50克,文火煲汤,加山药粉100克煮粥。怀孕后即开始食用,每日1次。此方适宜于阴道出血,小腹坠痛,腰腿酸软,苔白舌淡,有习惯性流产史者。②南瓜蒂3个,莲蓬蒂6个,共焙黄为末,分3次米汤送服,1日服完。此方适宜于妊娠数月后胎动腹痛,阴道出血,面赤口干,五心烦热,小便短赤的血热型先兆性流产者。

3)注意个人卫生:孕妇应勤洗澡,勤换内衣,但不宜盆浴、游泳,沐浴时注意不要着凉。要特别注意阴部清洁,可每晚用洁净温水清洗外阴部,以防止病菌感染。

4)保持心情舒畅:研究认为,一部分自然流产是因为孕妇中枢神经兴奋所致。因此,孕妇要注意调节自己的情绪,尽量保持心情舒畅,避免各种不良刺激,消除紧张、烦闷、恐惧心理,尤其不能大喜、大悲、大怒、大忧,否则对胎儿的生长发育是非常不利的。

5)定期做产前检查:孕妇在妊娠中期就应开始定期进行产前检查,以便及时发现和处理妊娠中的异常情况,确保胎儿健康发育。

6)慎房事:对有自然流产史的孕妇来说,妊娠3个月以内、7个月以后应避免房事,习惯性流产者此期应严禁房事。

7)其他:①禁重体力劳动,尤其避免屏气、提举重物、用力大便,使腹内压增高而发生流产;忌大温大补;妊娠早期禁止接触X线、超声波、放射性同位素,绝对避免用此类设备对腹部进行检查,以防胎儿发生畸形而流产。②孕妇应尽量避免到流行性感冒、伤寒、肺炎等流行病区活动,也不应去人群拥挤的公共场所,以减少受感染机会;不要主动或被动吸烟;不接触宠物;不吸入煤气。

2. 子肿

子肿即妊娠水肿,是指妊娠5～6个月后,孕妇肢体、面目肿胀者,称为妊娠肿胀。《金匮要略》称为"妊娠有水气",后世医家又称为"子气""子肿"等。一般是指妊娠24周以后,仅有从踝部向上发展的水肿,而无高血压或蛋白尿,经休息后水肿仍不消退。若皮肤水肿不明显,但体重每周增加500克以上者,称为隐性水肿,亦属妊娠水肿范围。本病临床表现轻重不等,轻者小腿以下有明显的指压性(凹陷性)水肿;较严重者大腿以下浮肿,皮肤肿至发亮;严重者浮肿延及腹壁及外阴。本病与西医学妊娠水肿相同,妊娠合并心脏病、心力衰竭,或妊娠合并慢性肾炎,或妊娠高血压综合征均可出现"子肿"的症状。

（1）诊断标准：参照 1994 年国家中医药管理局《中医病证诊断疗效标准》Ⅲ及《中医妇科学》子肿的诊断标准。妊娠数月，面目、肢体肿胀，或少数孕妇水肿虽不明显，妊娠晚期，若仅见脚部浮肿，无其他不适，不作病论。尿常规：无蛋白尿、管型，血压在正常范围内，超声检查排除畸形胎儿。初产妇和严重贫血、营养不良、慢性肾炎、原发性高血压、糖尿病、双胎、羊水过多的孕妇易并发此症。妊娠 20 周以后出现浮肿，水肿多由踝部开始，渐延至小腿、大腿、外阴部、腹壁甚至全身，水肿部位隆起，皮肤紧、色白而发亮，按之凹陷，个别浮肿不明显，而体重增加明显，每周体重增加超过 0.5 千克。

（2）西医病因：西医认为妊娠水肿是因为妊娠后期，随着胎儿的生长发育，子宫增大，孕妇的下腔静脉受到压迫，下肢及盆腔等回流到心脏的血液受阻，液体外渗，便出现下肢浮肿，一般经休息后可以明显减轻或完全消失。因而也常把这种水肿称之为"体位性水肿"或"生理性水肿"。此种现象一般是不需要治疗的，如果休息后浮肿仍不消失，或浮肿较重，而身体又无异常发现时，在临床上称为妊娠水肿，非正常现象，是轻度妊娠中毒症的症状之一。（郑延芬 2008 年第 9 期《中华养生保健》）

（3）病因病机：中医认为妊娠水肿是因妊娠而引起的水液代谢失常、水湿停滞于体内、泛溢于肌肤的一种特有病症。人体的水液代谢是通过脾之运化水湿，肺之通调水道，肾之蒸腾汽化水液，三焦通畅水道，膀胱的气化等共同协调完成的。任何脏腑的功能失调，均可导致水液代谢失常而发生水肿。妊娠中、晚期，胎体增长，气机之升易于失调，气机升降失常，三焦水道不畅。妊娠后阴血下聚于冲任以养胎，妊娠期赖脾之运化水谷化生精血以妊养胎儿，若素体脾胃虚弱，孕时其脾胃运化之功更弱，水谷运化不利，以致水湿停滞。肾为先天之本，胎络系于肾，脾为后天之本，气血化生之源，若肾虚则胎失所系，脾虚则胎失所养。故妊娠水肿以脾虚气滞为本，水湿内停为标。脾虚型临床表现为妊娠数月，面目四肢浮肿或遍及全身，伴胸闷气短、口淡无味、食欲不振、大便溏薄，舌质胖嫩、苔薄白或腻、边有齿痕，脉缓滑无力；肾阳虚型临床表现为妊娠数月，面浮肢肿，尤以腰以下为甚，四肢欠温，腰膝无力，舌质淡或边有齿痕、苔白润，脉沉迟。治疗以利水祛湿为主，兼健脾理气以化水，同时酌加安胎之品，以达"治病与安胎并举"。安胎之法，在于补肾健脾，调理气血以通调气机，脾肾健旺，气血和调，则胎元巩固，母体自安。（高翠霞，张翠英 2009 年第 2 期《世界中西医结合杂志》）

（4）治疗：水肿的治疗大法由《素问·汤液醪醴论》提出"开鬼门，洁净府，去菀陈莝"三条基本原则,至今沿用。不过,发汗、利小便的方法多用于阳证、实证,妊娠水肿攻逐水饮当慎用。妊娠期间,滑利、理气之药多慎用,本病选用利湿理气之品,所谓"有故无殒,亦无殒也"。用药期间掌握剂量,因人而异,并"衰其大半而止"以免动胎、伤胎。按照"治病与安胎"并举原则多配用保胎之品,如白术、砂仁、山药补脾安胎,川续断、菟丝子、桑寄生、杜仲补肾安胎。(霍彬,田宝玉2006年第2期《新疆中医药》)

(5)验案:

案1　鲤鱼白术汤加减

白术、黄芪各30克,鲤鱼1条(500克,去鳞、肠),生姜、茯苓、猪苓各15克,陈皮10克,冬瓜250克。

辨证加减:孕后数月,面浮肢肿,肤色淡黄或苍白,皮薄而光亮,胸闷气短,懒言,胃纳差,便溏,舌质淡胖、边有齿痕,脉缓滑无力。属脾虚者加白扁豆、陈皮、砂仁各10克;孕后数月,面浮肢肿,下肢尤甚,按之没指,腹部重坠冷感,下肢厥冷,舌质淡,脉沉细。属肾虚者加桑寄生30克、补骨脂15克、杜仲10克、赤小豆50克;孕后数月,先见脚肿渐及于腿,肤色不变,随按随起,胸闷胁胀,脉弦滑。属气滞者加天仙藤15克,香附12克,木瓜15克,乌药、紫苏叶各10克。

所有药物第一煎加水500毫升,煎20分钟,第二煎加水300毫升,煎10分钟,两次煎液混合,分3~4次温服。每日1剂,连服10天为1个疗程。

鲤鱼性甘温、无毒,入脾、肺、肝、肾经,具有补脾胃、益肾气、利水消肿、通乳祛瘀、清热解毒之功效。适用于治疗小便不利、水肿胀痛、咳逆气喘、湿热黄疸、妊娠水肿、胎动不安、乳汁不通等病症。鲤鱼的药用历史悠久,如《名医别录》曰:"主咳逆上气、黄疸,止渴,生者主水肿脚满,下气。"《本草拾遗》曰:"主安胎。胎动,怀妊身肿,为汤食之,破冷气痃癖气块,横关伏梁,作鲙以浓蒜齑食之。"《本草纲目》曰:"鲤乃阴中之阳,其功长于利小便,故能消肿胀、黄疸、脚气、喘嗽、湿热之病,作鲙则性温,故能去痃结冷气之病。烧之则从火化,故能发散风寒,平肺通乳,解肠胃肿毒之邪。"

现代医学研究证明,鱼是营养平衡的最优质食品之一。鱼肉中含有大量的氨基乙磺酸,具有增强人体免疫力的作用,同时,又是婴儿视力、大脑发育不可少的养分。除此以外,氨基乙磺酸还具有维持正常血压,防止动脉硬化、高血压、冠心病、视力衰退和提高暗视力的能力。鱼中还含有一种特殊的脂肪酸,叫作甘碳五烯酸,它是前列腺素B和血栓A_3的前体,具有强大抑制血小板聚集及扩张血管作用,可预防冠状动脉硬化。

鲤鱼白术汤方中鲤鱼补益脾胃,利水消肿;白术、茯苓、猪苓健脾渗湿利水,安胎;黄芪益气以补血;冬瓜利水除湿消肿;陈皮理气和中;生姜温化水饮。全方共奏健脾理气、除湿利水、安胎之效。治疗中,单纯水肿,服用此方多可奏效,尤以减轻水肿为佳,以减缓孕妇病痛,使心情舒畅,待足月而娩;若兼有血压升高者,轻者亦可用此法治疗,若已至中、重度妊娠高血压综合征者,须住院治疗。妊娠肿胀是妊娠期发生的妊娠病之一,妊娠病不仅影响孕妇的健康,还可妨碍胎儿的生长发育,甚至导致堕胎、小产。因此,妊娠病的预防与治疗具有重要意义。(高翠霞,张翠英2009年第2期《世界中西医结合杂志》)

案2 五皮饮加减

生姜皮、桑白皮、大腹皮、茯苓皮、炒白术、紫苏梗、木瓜各10克,陈皮、桂枝各9克。

加减:若纳呆、腹胀、溺少便溏,舌苔白腻,脉滑,证属脾胃虚弱,上方加砂仁6克、炒薏苡仁、山药各30克;若气短明显,神疲乏力,自汗,舌体胖大、边有齿痕、苔薄白,脉弱,证属肺脾气虚,上方加生黄芪30克、防风10克;若发热、恶寒、尿少、眼睑肿甚,咽痛,舌质红、苔薄黄,脉浮滑数,证属风水,上方加连翘、浮萍、泽泻各10克,生石膏30克;若腰酸困,尿频,四肢不温,舌质淡、苔薄白,脉沉缓,上方加菟丝子、川续断、杜仲各10克。(霍彬,田宝玉2006年第2期《新疆中医药》)

3)孕妇出现水肿时,可以采取以下措施:

●孕妇发现腿有明显的水肿时,应当减轻工作,侧卧位休息,以解除妊娠子宫对脊柱前的下腔静脉的压迫,有利于下腔静脉血液的回流。

●低盐饮食,每日限用食盐2～4克,以减轻水钠潴留。低盐饮食时间不宜过长,以免产生低钠血症,产后发生血液循环衰竭。

●当水肿延及大腿以上时,应当服用利尿药,如氢氯噻嗪25毫克,每日3次,同时每日3次服用氯化钾1克。

●孕妇出现水肿也可以服用茯苓皮15克,大腹皮、桑白皮、陈皮各10克,冬瓜皮30克,生姜皮10克,白术15克,赤小豆50克。水煎服,每日1剂。当水肿伴有妊娠视力障碍,以至发生子痫时,这是中或重度妊娠中毒症的表现,说明病情严重,应及早就医。(郑延芬2008年第9期《中华养生保健》)

附:孙思邈治疗妊娠诸病方

治妊娠腹大,胎间有水气方

鲤鱼汤:

鲤鱼(一头)二斤,白术五两,生姜三两,芍药、当归各三两,茯苓四两。

上六味㕮咀,以水一斗二升先煮鱼,熟澄清,取八升,纳药煎,取三升,分五服。

治妊娠毒肿方

芜菁根洗净去皮,捣酢和如薄泥,勿令有汁,猛火煮之二三沸,适性敷肿以帛急裹之,日再。寒时温覆。非根时用子,若肿在咽中,取汁含咽之。

又方 烧牛屎酢和敷之,干则易,亦可服方寸匕,日三。

治妊娠手脚皆肿挛急方

赤小豆五升,商陆根(切)一斤。

上二味以水三斗,煮取一斗,稍稍饮之,尽更作。一方加泽漆一斤。

治妊娠二三月,上至八九月,胎动不安,腰痛已有所见方

艾叶、阿胶、川芎(《肘后》不用)、当归各三两,甘草一两。

上五味㕮咀,以水八升,煮取三升,去滓,纳胶令消,分三服,日三。

治妊娠胎动去血,腰腹痛方

阿胶二两,川芎、当归、青竹茹各三两。

上四味㕮咀,以水一斗半,煮银二斤,取六升,去银纳药煎,取二升半,纳胶令烊,分三服,不瘥仍作。

治妊娠胎动不安腹痛方

葱白汤:

葱白(切)一升,阿胶二两,当归、续断、川芎各三两。

上五味㕮咀,以水一斗,先煮银六七两,取七升,去银纳药,煎取二升半,下胶令烊,分三服,不瘥重作。

治妊娠胎动,昼夜叫呼,口噤唇搴及下重痢不息方

艾叶一升㕮咀,以好酒五升煮取四升,去滓更煎,取一升服。口闭者格口灌之,药下即瘥。亦治妊娠热病,并妊娠卒下血。

治妊娠六七月胎不安常服之方

旋覆花汤:

旋覆花一两,半夏、芍药、生姜各二两,枳实、浓朴、白术、黄芩、茯苓各三两。

上九味㕮咀,以水一斗煮取二升半,分五服,日三夜二,先食服。

治妊娠数堕胎方

取赤小豆为末,酒服方寸匕,日二。亦治妊娠数月,月水尚来者。

治妊娠下血如故,名曰漏胞,胞干便死方

生地黄半斤,咬咀,以清酒二升,煮三沸,绞去滓服之,无时,能多服佳(姚大夫加黄雄鸡一头,治如食法,崔氏取鸡血和药中服之)。

治妊娠血下不止,名曰漏胞,血尽子死方

干地黄,捣末,以三指撮,酒服,不过三服。

又方　生地黄汁一升,以清酒四合,煮三四沸,顿服,不止,频服。

又方　干姜二两,干地黄四两。

上二味治下筛,以酒服方寸匕,日再,三服。

治妊娠常苦烦闷,此是子烦方

竹沥汤:

竹沥一升,麦冬、防风、黄芩各三两,茯苓四两。

上五咬咀,以水四升,合竹沥煮取二升,分三服,不瘥再作。

又方　时时服竹沥随多少取瘥止。

治妊娠心痛方

青竹皮一升,以酒二升煮三两沸,顿服之。

又方　破生鸡子一枚,和酒服之。

又方　白蜜三两,羊脂八两,青竹沥一升。

上三味拿合煎,食顷服如枣核大三枚,日三。

又方　蜜一方,和井底泥,泥心下。

又方　烧枣二七枚为末,童便服立愈。

治妊娠腹中痛方

生地黄三斤,捣绞取汁,用清酒一升,合煎减半顿服,良。

又方　取蜜一升,顿服,良。

治妊娠腹中满痛入心,不得饮食方

黄芩三两,白术六两,芍药四两。

上三味咬咀,以水六升煮取三升,分三服,半日令药尽。微下水,令易生,月饮一剂,为善。

治妊娠忽苦心腹痛方

烧盐令赤热,三指撮,酒服之立瘥。

治妊娠伤胎结血心腹痛方

取小儿尿二升,顿服之立瘥,大良。

治妊娠中恶心腹痛方

新生鸡子二枚,破着杯中,以糯米粉和如粥,顿服。亦治妊娠猝胎动不安,或但腰痛,或胎转抢心,或下血不止。

又方　以水三升洗夫靴,剔汁温服。

治妊娠中蛊心腹痛方

烧败鼓皮,酒服方寸匕,须臾自呼蛊主姓名。

治妊娠腰痛方

大豆二升,以酒三升,煮取二升,顿服之。亦治常人猝腰痛。

又方　麻子三升,以水五升,煮取汁三升,分五服,亦治心痛。

又方　香豉二两,榆白皮三两。

上二味熟捣,蜜丸如梧桐子大,服二七丸。亦治心痛。

又方　烧牛屎焦末,水服方寸匕,日三服。

又方　地黄汁八合,酒五合,合煎,分温服。

治妊娠胀满方

秤锤烧之,淬酒中服。亦治妊娠下血。

治妊娠伤寒,头痛壮热,肢节烦疼方

石膏八两,大青、黄芩各三两,葱白(切)一升,前胡、知母、栀子仁各四两。

上七味㕮咀,以水七升煮取二升半,去滓,分五服,相去如人行七八里久再服。

治妊娠头痛壮热,心烦呕吐、不下食方

知母四两,粳米五合,生芦根一升,青竹茹三两。

上四味㕮咀,以水五升煮取二升半,缓缓饮之,尽更作,瘥止。

治妊娠热病方

葱白五两,豆豉二升。

上二味以水六升煮取二升,分二服,取汗。

又方　葱白一把,以水三升煮,令熟服之,取汗,食葱令尽。亦主安胎。若胎已死者,须臾即出。

又方　车辖脂,酒服,大良。

又方　井底泥,泥心下三寸,立愈。

又方　青羊屎,涂腹上。

又方　水服伏龙肝一鸡子大。

治大热烦闷者方

葛根汁二升,分三服,如人行五里久进一服。

又方　烧大枣七枚为末,酒和服。

又方　槐实烧灰,取方寸匕,酒和服。

治妊娠忽暴下血数升,胎燥不动方

榆白皮三两,当归、生姜各二两,干地黄四两,葵子一升(《肘后》不用)。

上五味㕮咀,以水五升,煮取二升半,分三服,不瘥更作服之。甚良。

治妊娠猝惊奔走,或从高堕下,暴出血数升方

马通汤:

马通汁一升,干地黄、阿胶各四两,当归、艾叶各三两。

上五味㕮咀,以水五升,煮取二升半,去滓,纳马通汁及胶,令烊,分三服,不瘥重作。

治妊娠二三月,上至七八月,其人顿仆失踞,胎动不下,伤损,腰腹痛欲死,若有所见,及胎奔上抢心,短气方

胶艾汤:

艾叶三两,阿胶、川芎、白芍、甘草、当归各二两,干地黄四两。

上七味㕮咀,以水五升,好酒三升,合煮取三升,去滓纳胶,更上火令消尽,分三服,日三,不瘥更作。

治妊娠猝下血方

葵子一升,以水五升,煮取二升,分三服,瘥止。

又方　生地黄(切)一升,以酒五升,煮取三升,分三服,亦治落身后血。

又方　葵根茎烧作灰,以酒服方寸匕,日三。

治妊娠僵仆失据,胎动转上抢心,甚者血从口出,逆不得息,或注下血一斗五升,胎不出,子死则寒熨人腹中,急如产状,虚乏少气,困顿欲死,烦闷反复,服药母即得安,下血亦止,其当产者立生方

蟹爪汤:

蟹爪汤一升,甘草、桂心各二尺,阿胶二两。

上四味㕮咀,以东流水一斗煮取三升,去滓,纳胶烊尽,能为一服佳,不能者食顷再服。若口急不能饮者,格口灌之,药下便活也,与母俱生。若胎已死,独母活也。若不僵仆,平安妊娠无有所见,下血服此汤即止。或云桂不安胎,亦未必尔。

治妊娠堕下血不止方

丹参十二两,㕮咀,以清酒五升煮取三升,温服一升,日三。

又方　地黄汁和代赭末,服方寸匕。

又方　桑螵虫屎烧灰,酒服方寸匕。

治半产,下血不尽,苦来去烦满欲死

香豉汤

香豉一升半,以水三升煮三沸,漉去滓,内鹿角末一方寸匕,顿服之,须臾血自下。

治妊娠小便不利方

葵子一升,榆白皮(切)一把。

上二味以水五升煮五沸,每服一升,日三。

又方　葵子、茯苓各一两。

上二味为末,以水服方寸匕,日三,小便利则止(仲景云:妊娠有水气,身重,小便不利,洒淅恶寒,起即头眩)。

治妊娠患子淋方

葵子一升,以水三升,煮取二升,分再服。

又方　葵根一把,以水三升,煮取二升,分再服。

治妊娠小便不通利方

芜菁子十合为末,水和服方寸匕,日三。

治妇人无故尿血方

龙骨五两,治下筛,酒服方寸匕,空腹服,日三,久者二十服愈。

又方　爪甲、乱发。

上二味并烧灰,等分,酒服方寸匕,日三,饮服亦得。

又方　桂心、鹿角屑、大豆黄卷各一两。

上三味治下筛,酒服方寸匕,日三服。

又方　取夫爪甲烧作灰,酒服之。

又方　取故船上竹茹,曝干捣末,酒服方寸匕,日三。亦主遗尿。

治妇人遗尿不知出时方

白薇、芍药各一两。

上二味治下筛,酒服方寸匕,日三。

又方　矾石、牡蛎各二两。

上二味治下筛,酒服方寸匕,亦治丈夫。

又方　胡燕窠中草烧末,酒服半钱匕,亦治丈夫。

又方　烧遗尿人荐草灰,服之瘥。

又方　灸横骨当阴门七壮。

治妊娠下痢方

人参、黄芩、酸石榴皮各三两,榉皮四两,粳米三合。

上五味咬咀,以水七升,煮取二升半,分三服。

又方　烧中衣带三寸为末,服之。

又方　羊脂如棋子大十枚,温酒一升,投中顿服之,日三。

治妊娠患浓血赤滞、鱼脑白滞、腹脐绞痛,不可忍者方

薤白(切)一升,酸石榴皮、阿胶各二两,黄柏三两(《产宝》作黄连),地榆四两。

上五味咬咀,以水七升,煮取二升半,分三服,不瘥更作。

治妊娠注下不止方

阿胶、艾叶、酸石榴皮各二两。

上三味咬咀,以水七升,煮取二升,去滓纳胶令烊,分三服。

治妊娠及产已寒热下痢方

黄莲一升,黄柏一斤,栀子二十枚。

上三味咬咀,以水五升渍一宿,煮三沸,服一升,一日一夜令尽。呕者加橘皮一两,生姜二两。亦治丈夫常痢。

3. 妊娠恶阻

妊娠恶阻是指妇女怀孕以后,1～3个月期间,出现恶心、呕吐、眩晕、胸闷,甚至恶闻食味,或食入即吐等症状而言,也称为“子病”“病儿”。若妊娠早期仅有恶心择食、头晕,或晨起偶有呕吐者,为早孕反应,不属病态,一般3个月后逐渐消失。

(1)病因病机:妊娠恶阻的产生,主要是冲气上逆、胃失和降所致。常见病因:平素脾胃虚弱,受孕后冲脉之气上逆,致使胃失和降;或肝胃失和,素性抑郁,肝气郁结,郁而化热,上逆犯胃,致使胃失和降。《备急千金要方》指出:“凡妇人虚羸,血气不足,肾气又弱,或当风饮冷太过,心下有痰水者,欲有胎而喜病阻。所谓欲有胎者,其人月水尚来,颜色、肌肤如常,但苦沉重愦闷,不欲食饮,又不知其患所在,脉理顺时平和,则是欲有娠也。如此经二月日后,便觉不通,则结胎也。阻病者,患心中愦愦,头重眼眩,四肢沉重,懈惰不欲执作,恶闻食气,欲啖咸酸果实,多卧少起,世谓恶食。其至三四月日以上,皆大剧吐逆,不能自胜举也。此由经血既闭,水渍于脏,脏气不宣通,故心烦愦闷,气逆而呕吐也。血脉不通,经络痞涩,则四肢沉重,挟风则头目眩也。"

本病西医称作妊娠剧吐,多认为与血中人绒毛膜促性腺激素水平急剧上升以及丘脑下部自主神经系统功能紊乱有关。西医通过补液治疗虽可纠正失水及代谢性酸中毒,但患者仍可存在呕吐厌食症状,导致再次水电解质失衡,影响胎儿发育,严重者可造成孕妇肝肾损害及终止妊娠。采用中西医结合方法针对病因,标本同治能迅速控制症状,纠正水、电解质失衡,防止病情反复。(李莉2008年第1期《内蒙古中医药》)

(2)治疗:《备急千金要方》中治疗妊娠恶阻篇幅较少,方子只有4首:半夏茯苓汤、茯苓丸、青竹茹汤、橘皮汤。"……觉如此候者,便宜服半夏茯苓汤,数剂后将茯苓丸痰水消除,便欲食也。既得食力,体强气盛,力足养胎,母便健矣。古今治阻病,方有十数首,不问虚实冷热长少,殆死者,活于此方。"

1)半夏茯苓汤:

属性:治妊娠阻病,心中烦闷,空烦吐逆,恶闻食气,头眩体重,四肢百节疼烦沉重,多卧少起,恶寒,汗出,疲极黄瘦方。

半夏、生姜各三十铢,干地黄、茯苓各十八铢,橘皮、旋覆花、细辛、人参、芍药、川芎、桔梗、甘草各十二铢。

上十二味哎咀,以水一斗,煮取三升,分三服,若病阻积月日不得治,及服药冷热失候,病变客热烦渴,口生疮者,去橘皮、细辛,加前胡、知母各十二铢。若变冷下痢者,去干地黄,入桂心十二铢。若食少,胃中虚,生热,大便秘塞,小便赤少者,宜加大黄十八铢,去地黄,加黄芩六铢。余依方服一剂得下后,消息,看气力,冷热增损,方调定,更服一剂汤,便急服茯苓丸,令能食便强健也。忌生冷醋滑油腻、菘菜、海藻。

2)茯苓丸:

属性:治妊娠阻病,患心中烦闷,头眩重,憎闻饮食气,便呕逆吐闷颠倒,四肢垂弱,不自胜持,服之即效。先服半夏茯苓汤两剂后,可将服此方。

茯苓、半夏、桂心(熬)、干姜、橘皮、人参各一两,白术、葛根、甘草、枳实各二两。

上十味末之,蜜和为丸,如梧子,饮服二十九,渐加至三十丸,日三。

3)青竹茹汤:

属性:治妊娠恶阻,呕吐不下食方。

青竹茹、橘皮各十八铢,茯苓、生姜各一两,半夏三十铢。

上五味哎咀,以水六升煮,取二升半,分三服,不瘥,频作。

4)橘皮汤：

属性:治妊娠呕吐不下食方。

橘皮、竹茹、人参、白术各十八铢,生姜一两,厚朴十二铢。

上六味㕮咀,以水七升,煮取二升半,分三服,不瘥,重作。

(3)验案:

案1

周某,25 岁,2005 年 4 月 27 日就诊。妊娠 45 天,恶心呕吐 4 天,吐出食物,口淡多唾,不欲饮食,脐腹或胀,二便正常。舌淡红、苔薄白,脉细。治法:疏肝清热,和胃降逆。方用:小柴胡汤。

处方:柴胡 10 克,半夏 12 克,党参 10 克,炙甘草 6 克,炒黄芩 5 克,生姜 5 片,大枣 6 枚。

3 剂。

4 月 30 日复诊:呕吐消失,脐腹胀除,B 超见宫内结胎,舌脉如上。中药守上方半夏加至 15 克,5 剂。

按语:小柴胡汤是治疗少阳证的主方,少阳证有"胸胁苦满,默默不欲食,心烦喜呕"诸证,经文又有"呕而发热者,小柴胡汤主之""有柴胡证,但见一证便是,不必悉具"之训,此案恶心呕吐,兼有外感,属于肝胃不和、寒热诸杂兼有表证,由于方证相符,故投之辄效。

案2

徐某,24 岁,2005 年 5 月 30 日就诊。妊娠 50 天,恶心嗳气,口淡 10 天。舌淡红、苔薄白,脉细滑。治法:温中健脾,和胃降逆。方用:理中汤合小半夏加茯苓汤加味。

处方:党参 12 克,炒白术 10 克,炙甘草 6 克,半夏 15 克,生姜 10 片,茯苓 10 克,砂仁(冲)5 克,陈皮 10 克。

3 剂,每日 1 剂,水煎服。

2005 年 6 月 8 日复诊:恶心嗳气已经减轻,口淡,两侧少腹或觉隐痛,舌脉如上。中药守上方加吴茱萸 4 克、紫苏梗 10 克。3 剂,每日 1 剂,水煎服。

按语:理中汤是《伤寒论》治疗中有虚寒的方剂,理中即温中补中,如果恶阻属于脾胃虚寒者,便可使用该方,且疗效甚佳。小半夏加茯苓汤是《金匮要略》治疗"先渴后呕,为水停心下"的方剂,两方相合,治疗恶阻效果尤佳。

案3

竺某,31岁,2005年12月20日就诊。妊娠63天,恶心呕吐,口淡,泛酸水,身冷,腰痛头晕,小腹隐痛4天,舌稍红、苔薄白,脉细。治法:温胃和中,抑酸降逆。方用:桂枝加龙骨牡蛎汤合小半夏加茯苓汤加味。

处方:桂枝6克,炒白芍6克,炙甘草6克,龙骨15克,牡蛎15克,生姜5片,大枣6枚,半夏12克,茯苓12克,杜仲12克。

4剂,每日1剂,水煎服。

2005年12月28日复诊:上症减轻,嗳气,舌脉如上。守上方龙骨、牡蛎各加至20克,另加莲蓬10克、甘松10克。7剂,每日1剂,水煎服。

2006年1月11日三诊:上症均已愈。

按语:桂枝加龙骨牡蛎汤是《金匮要略》治疗"男子失精,女子梦交"的方剂,此方由桂枝汤加龙骨、牡蛎而成,因此桂枝加龙骨牡蛎汤之方义应为调和营卫,收敛固涩。桂枝汤是《金匮要略》妇人篇治疗妊娠恶阻的方剂,具有良好的效果,而龙骨、牡蛎两味药物可以制酸和胃,因此,桂枝加龙骨牡蛎汤可以治疗妊娠恶阻兼见泛酸者,佐以小半夏加茯苓汤,可增强疗效。

案4

林某,24岁,2005年8月11日就诊。妊娠近3月,恶心呕吐1月余,呕吐涎水、食物或胆汁,偶有冷汗出,口苦口干,饮入不舒,纳减,手足不温,腰酸,大便2~3天1行。尿检:尿酮体(++)。舌淡红、苔腻滑润,脉细软。治法:温胃清肝,化饮降逆。方用:茯苓泽泻汤合黄芩加半夏生姜汤。

处方:茯苓10克,泽泻6克,甘草5克,桂枝5克,炒白术10克,生姜10片,炒黄芩6克,炒白芍10克,半夏15克。

2剂,每日1剂,水煎服。

9月3日复诊:服药期间恶阻好转,纳呆,口淡,口水多,偶尔呕吐涎沫或胆汁,咳嗽,有痰。尿检:尿酮体(+)。舌稍红、苔薄白,脉细。中药守上方改生姜为4片,加杏仁、陈皮各10克。3剂,每日1剂,水煎服。

9月6日三诊:每餐进食一小碗,恶阻继续好转,口淡,咳嗽减轻,尿检:尿酮体(-)。舌稍红、苔薄白,脉细滑。方用:茯苓泽泻汤合半夏散及汤。

处方:茯苓10克,泽泻6克,炙甘草5克,桂枝6克,炒白术10克,生姜8片,半夏12克。

3剂,每日1剂,水煎服。

9月24日四诊:恶阻消失,纳可,外感3天,体温37.3℃,舌脉如上。治法:调气解表。方用:香苏散加减。

处方:藿香6克,紫苏梗10克,炙甘草6克,陈皮10克,佩兰6克,荆芥6克,蝉蜕5克。

3剂,每日1剂,水煎服。

按语:茯苓泽泻汤是《金匮要略》治疗"胃反,吐而渴,欲饮水者"的方剂。其反胃系饮邪内停所致,虽吐而停饮未除,故仍渴而欲饮,水入胃阳又被遏故复吐。用茯苓泽泻汤温阳以化饮,饮去则呕可止。此案由于饮停日久化热,故合黄芩加半夏生姜汤平调寒热以降冲逆。最后饮邪渐减,热象已消,去黄芩,加半夏生姜汤,投以茯苓泽泻汤合半夏散及汤,恶阻治愈。

案5

潘某,18岁,2006年1月3日就诊。妊娠36天,口淡,恶心,嗳气,纳差,身冷,腰酸。舌淡红、苔薄白,脉细。治法:温中降逆,益肾安胎。方用:甘草附子汤合半夏干姜散、橘皮汤加味。

处方:炙甘草6克,淡附片6克,炒白术10克,桂枝6克,半夏12克,干姜6克,陈皮12克,生姜5片,杜仲12克,续断12克。

7剂,每日1剂,水煎服。

2月14日复诊:服药之后,症状全消。下腹疼痛1周,咽痛,舌淡红、苔薄白,脉细。

按语:甘草附子汤是《伤寒论》《金匮要略》治疗阳气和正气俱虚之风湿病的方剂,以炙甘草、炒白术益气健脾,淡附片、桂枝扶阳驱风湿。然而将方中淡附片、桂枝作为温中药解读,该方便是一张健脾温中的方剂了。以此方为基础,或加以半夏干姜散、橘皮汤降逆调气之剂,用于脾胃虚寒的妊娠恶阻,是十分贴切的。

案6

谢某,27岁,2005年4月11日就诊。妊娠42天,进食后立即恶心呕吐4天。吐出食物,口淡多涎,喜冷饮,饮入则舒,腰酸。舌淡红、苔薄腻,脉细滑。治法:健脾温胃化饮。方用:猪苓散加味。

处方:猪苓、白术、茯苓各12克,肉桂4克,杜仲10克。

3剂,每日1剂,水煎服。

4月14日复诊:恶阻消失,腰痛减轻,无不适,舌脉如上。中药守上方续进4剂。

4月18日三诊:吃水果之后,口淡恶心4天,舌脉如上。中药守上方加吴茱萸3克。3剂,每日1剂,水煎服。

4月21日四诊:口淡,进食之后即觉恶心,无嗳气,大便溏软。舌淡红、苔薄白,脉细。治法:温胃清热,健脾化饮。方用:猪苓散合半夏泻心汤加味。

处方:猪苓、白术、茯苓、半夏、党参各12克,炒黄芩、干姜各5克,炒黄连3克,炙甘草6克,大枣6个,炒粳米30克。

5剂,每日1剂,水煎服。服药之后恶阻消失。

按:猪苓散是《金匮要略》治疗胃中有停饮而出现呕吐、呕吐后饮水、饮后仍旧索饮的方剂。呕吐虽然已经去除部分停饮,然未尽之停饮仍阻遏津液之上承,故渴而思水,如过饮则旧饮未尽又增新饮,故"宜猪苓散以崇土而逐水也"。(尤在泾语)在妊娠恶阻患者之中,有相当一部分患者表现为呕吐痰涎而同时喜饮,少少予之则舒。苔腻的患者,即属于胃有停饮、津液不升者,当以猪苓汤为主治疗。(马大正2007年第12期《河南中医》)

案7

杨某,28岁,2005年8月3日初诊。诉:妊娠44天,恶心,大便7~8天1行,呈羊矢状,小便频,白带多色白,无腰腹疼痛。舌淡红、苔薄白,脉细滑。治法:温胃止呕,润肠通便。方用:生姜半夏汤合甘草小麦大枣汤加味。

处方:生姜4片,半夏10克,甘草9克,小麦90克,大枣10个,生白术45克,怀山药30克,何首乌20克。

5剂。

2005年8月8日二诊:恶心已除,大便已顺,2天1行,小便次数正常。昨晚小腹阵痛,持续20分钟,小便短难,尿常规检查正常,舌脉如上。治法:温胃止呕,润肠通便,渗水利湿。方用:生姜半夏汤合甘草小麦大枣汤、猪苓散。

处方:生姜5片,半夏10克,甘草9克,小麦90克,大枣10个,猪苓12克,茯苓10克,生白术45克。

3剂而愈。

按:生姜半夏汤是治疗"病人胸中似喘不喘,似呕不呕,似哕不哕,彻心中愦愦然无奈"的方剂。此方列于《金匮要略·呕吐哕下利病脉证治》之下,故知其所治原与喘无关,实是治疗呕吐哕诸候。沈明宗认为所治非喘、非呕、非哕,而是"泛泛恶心"。妊娠恶阻以中寒夹饮者多,生姜汁温胃散饮;半夏化痰降逆。方证相合,故用之多效,配合甘草小麦大枣汤、生白术、怀山药、何首乌以润肠燥。

案8

叶某,28 岁,2006 年 1 月 23 日初诊。诉:妊娠 67 天,口淡多涎,不欲饮,嗳气,恶心 6 天,泛酸 2 天,现纳差,胸闷,小腹或坠胀,大便频软,呛咳少痰。舌淡红、苔薄白,脉细。B 超检查提示:宫内活胎。治法:温中和胃,化痰止咳。方用:白术散合茯苓杏仁甘草汤加味。

处方:川芎、川花椒各 3 克,牡蛎、半夏、煅瓦楞子各 15 克,茯苓、杏仁、白术、神曲各 10 克,甘草、砂仁(冲)各 5 克。

3 剂,每日 1 剂,水煎服。

1 月 26 日二诊:泛酸消失,恶心减轻,大便成形,日解 1 次,口淡多涎,呛咳,舌脉如上。

处方:川芎、川花椒各 3 克,牡蛎、半夏各 15 克,茯苓、杏仁、白术各 10 克,砂仁(冲)、干姜、甘草各 5 克。

5 剂,每日 1 剂,水煎服。

2 月 9 日三诊:患者服药期间诸证消失,但昨天吃柑之后口淡泛酸,嗳气,矢气,大便稍软,腰酸神倦,下腹胀。舌淡红、苔薄白,脉细软。治法:温胃抑酸,益肾安胎。方用:桂枝甘草龙骨牡蛎汤加味。

处方:桂枝、炙甘草各 6 克,龙骨、牡蛎各 15 克,半夏、陈皮、杜仲各 10 克,续断、菟丝子、桑寄生各 12 克。

5 剂,每日 1 剂,水煎服。病告痊愈。

按:白术散是《金匮要略》中一张"养胎"的方剂。方中白术健脾,川芎和血,川花椒散除寒湿,牡蛎燥湿安胎。故可用于寒湿引起的妊娠腹痛。此案恶阻,小腹下坠,除用白术散温中除湿安胎之外;牡蛎可以抑酸;合茯苓杏仁甘草汤以化痰止咳。三诊用桂枝甘草龙骨牡蛎汤,以桂枝、炙甘草温中;龙骨、牡蛎抑酸。诸药合用,疗效满意。

案9

徐某,30 岁,2006 年 1 月 19 日初诊。诉:妊娠 60 天,恶心呕吐 7 天,呕吐食物及胃液,嗳气难,纳减,口微苦,倦怠喜卧,寐欠安,腰背酸楚,尿频,大便正常。检测 β-人绒毛膜促性腺激素、黄体酮均在正常范围。舌淡红、苔薄腻,脉细。治法:温胃和中,调气降逆。方用:茯苓甘草汤合小半夏汤、橘皮汤加味。

处方:桂枝 6 克,生姜 5 片,半夏 15 克,竹茹、陈皮、佛手、茯苓各 10 克,砂仁(冲)、甘草各 5 克。

4剂,每日1剂,水煎服。

1月23日二诊:患者诉呕吐减为每晚1次,呕吐食物,口臭,昨起胃脘隐痛,今大便溏频,嗳气。舌淡红、苔薄白,脉细。治法:温胃清肝。方用:半夏泻心汤加味。

处方:半夏12克,炒黄芩10克,黄连5克,干姜5克,炙甘草5克,大枣6枚,党参12克,砂仁(冲)5克,陈皮10克,炒粳米30克。

3剂,每日1剂,水煎服。

1月27日三诊:呕吐消失,大便成形,口淡恶心,胃脘隐痛,嗳气,矢气难。舌淡红、苔薄白,脉细滑。治法:温中散寒,缓中补虚。方用:大建中汤合芍药甘草附子汤加味。

处方:川花椒3克,干姜5克,党参15克,饴糖(冲)30克,炙甘草、淡附片各6克,佛手、甘松、炒白芍各10克。

6剂,每日1剂,水煎服。

2月7日四诊:偶有呕吐,胃脘隐痛减轻,嗳气,矢气难,舌脉如上。

处方:川花椒3克,党参15克,饴糖(冲)30克,砂仁(冲)、干姜各5克,半夏、陈皮、紫苏梗各10克。

5剂,每日1剂,水煎服。

2月14日五诊:呕吐未发生,胃脘隐痛,经询问得知患者每天都在吃水果。要求禁食水果及一切生冷饮食,继续服药治疗,舌脉如上。

处方:川花椒3克,党参15克,饴糖(冲)30克,砂仁(冲)、干姜各5克,肉桂4克,半夏、甘松、紫苏梗各10克。

4剂,每日1剂,水煎服。

2月18日六诊:胃脘疼痛已除,矢气、嗳气已顺,舌脉如上。治法:调气宽中。方用:香苏散加味。

处方:陈皮、甘松、佛手、紫苏梗各10克,砂仁(冲)、香附、炙甘草各5克。

4剂,每日1剂,水煎服。而愈。

按:大建中汤是《金匮要略》治疗"心胸中大寒痛,呕不能饮食,腹中寒,上冲皮起,出现有头足,上下痛而不可触近"的方剂,药有蜀椒、干姜、人参、胶饴。从原文看,当属实寒之证,以方测证,除川花椒、干姜散寒之外,党参、饴糖则属补虚之品,故其所治,则为虚中夹实之象。初诊恶阻为胃寒气阻之证,用温胃化饮的茯苓甘草汤合小半夏汤、橘皮汤治疗之后,恶阻减轻;二诊因腹泻、胃痛、呕吐、嗳气,改用半夏泻心汤温胃清肝;三诊吐泻均除,但胃痛恶心,嗳气,矢气难,易方为大建中汤合芍药甘草附子汤加味以温中补虚,调气止痛。至五诊发现症状未除,原因在于治疗期间一直在吃水果,故嘱患者停食一切生冷饮食,继续用大建中汤为主进行治疗,胃痛即除。可见治疗恶阻一定要配合生活调理,才不至于事倍功半。

案10

黄某,30岁,2006年1月23日初诊。因人工流产后半年未避孕也未孕而就诊,经治疗之后已妊娠51天,恶心泛酸水5天,口淡,嗅觉过敏,胸闷,头晕,寐难,大便秘结,2~3天1行。舌淡红、苔薄白,脉细滑。治法:温胃化饮,止呕。方用:桂枝甘草龙骨牡蛎汤合小半夏加茯苓汤、橘皮汤加味。

处方:桂枝6克,龙骨、牡蛎各15克,生姜、甘草各5克,茯苓、陈皮、半夏各10克,生白术30克。

3剂,每日1剂,水煎服。

1月27日二诊:恶阻明显好转,昨晚大便溏。舌淡红、苔薄白,脉细滑。中药守上方加神曲10克、木香5克。6剂。

2月3日三诊:吃水果之后呕吐又加重,吐酸水,口淡,大便2天1次,舌脉如上。治法:温胃降逆,抑酸。方用:桂枝附子汤合小半夏汤加味。

处方:桂枝、淡附片、炙甘草各6克,生姜5片,大枣6枚,半夏15克,龙骨、牡蛎各20克。

3剂,每日1剂,水煎服。

2月7日四诊:呕吐消失,嗳气,舌脉如上。中药守上方加陈皮10克。4剂,每日1剂,水煎服。诸证消失而愈。

按:桂枝附子汤原是《伤寒论》治疗风湿表证、身体疼痛而不呕不渴的方剂,本与呕吐的恶阻无关。分析此方组成,桂枝、淡附片温中;炙甘草、生姜、大枣健脾和胃,对于恶阻属于脾胃虚寒者,颇为相投。该案初诊恶心泛酸水,口淡,系胃寒之象;胸闷,头晕,为气滞之兆;大便秘结,是肠燥之征。故以桂枝、生姜温胃散寒;陈皮、半夏、茯苓、甘草化痰、行气、降逆;龙骨、牡蛎抑酸;生白术润肠燥。众药合用,诸证向愈。然因饮食不慎,恶阻加重,改用桂枝附子汤合小半夏汤治疗。方中桂枝、淡附片、干姜相合,温中散寒之力尤胜一筹,故镇降吐逆于顷刻之间。

案11

陈某,27岁,2005年5月23日初诊。诉:妊娠72天,恶心口淡,纳少倦怠,心慌头晕,矢气难。舌淡红、苔薄白,脉细。治法:健脾温中,行气降逆。方用:厚朴生姜半夏甘草人参汤合二陈汤加味。

处方：生姜5片,半夏、党参各12克,炙甘草、厚朴各6克,陈皮、茯苓、防风各10克。

3剂,每日1剂,水煎服。

5月26日二诊：患者诉上述症状均消失,纳佳,查舌脉如上。以香砂六君子汤4剂善后。

按：厚朴生姜半夏甘草人参汤是《伤寒论》治疗"发汗后,腹胀满"的方剂。方中厚朴、半夏行气降逆除痞;生姜温中散寒;炙甘草、党参健脾。其实该方的使用无须因其"发汗后"与否,只要见其"腹胀满"而属于脾胃虚寒气阻者便可。腹胀是胃肠气机紊乱、气滞的表现,一旦上逆,便会出现呕吐症状,而妊娠恶阻常常就起因于胃气上逆,所以运用厚朴生姜半夏甘草人参汤往往可以取得相当的疗效。此案见恶心纳少,倦怠,心慌头晕,矢气难,已具脾虚气滞之象,虽未及"腹胀满",亦当防微杜渐。

案12

柳某,30岁,2005年10月14日初诊。患者诉：温中化饮,和胃降逆。方用：苓桂术甘汤合小半夏汤、橘皮汤。

处方：茯苓10克,桂枝6克,白术12克,炙甘草6克,生姜5片,半夏12克,陈皮9克。

5剂,每日1剂,水煎服。

10月19日二诊：恶心减轻,进食后稍著,身冷,口淡多涎,晨起腰痛明显,舌淡红、苔薄白,脉细。治法：温中化饮,扶阳和胃。方用：苓桂术甘汤合四逆汤加味。

处方：茯苓10克,白术12克,炙甘草、淡附片、桂枝各6克,干姜5克,半夏15克。

5剂,每日1剂,水煎服。

11月17日三诊：恶阻消失,身冷除,晨起空腹时胃脘隐痛,进食后缓解,舌淡红、苔薄白,脉细。治法：温中健脾,调气和胃。方用：小建中汤合小半夏汤加味。

处方：桂枝6克,炒白芍12克,炙甘草6克,饴糖(冲)30克,生姜6克,大枣6枚,半夏15克,淡附片6克,砂仁(冲)5克。

5剂。诸证消失而愈。

按：苓桂术甘汤是仲景治疗痰饮的方剂。"病痰饮者,当以温药和之",这是痰饮病的治疗原则。方中茯苓淡渗利水;桂枝温中宣阳;白术健脾去湿;炙甘草和中。由于此方温化痰饮,健脾利湿,故能治疗痰饮引起的疾病。苓桂术甘汤除了温化寒饮之外,本身是温中健脾的方剂,因此用它治疗脾胃虚寒的妊娠恶阻,甚是合拍。

（马大正2007年第4期《湖南中医杂志》）

案13

李某,女,25岁,2008年10月19日初诊。妊娠70余日。停经50余天后开始恶心呕吐,曾予维生素B₆,补液对症治疗,病情反复。患者近1周呕吐日渐加剧,有时食入即吐,吐痰涎,口干苦,不思食,二便尚可。舌尖红、苔白腻而干,脉滑濡。诊断:妊娠恶阻,为痰湿中阻,胃失和降所致。治宜健脾化痰,和胃降逆。方用:半夏泻心汤加减。

处方:法半夏10克,茯苓、党参、黄芩、白术各12克,黄连、干姜、炙甘草各6克,大枣10枚。

3剂,每日1剂,水煎服。

10月22日复诊,服药3剂,呕吐已止,惟胃纳不振。嘱服山楂丸1周调治。

（孙宇婷,李宗枝2010年第3期《光明中医》）

案14

赵某某,女,37岁,已婚。平素体弱多病,四肢无力,大便溏薄。幼女哺乳20个月,现停止给乳4个月,但月经尚未来潮。日前阴中漏红,旋即中止,精神困倦,心悸善惊,夜难熟睡,脘闷呕吐,食量极少,口干痰多,腰酸肌瘦,不离床褥已4个多月。诊脉寸关滑象显著,惟两尺甚弱,舌质淡、舌根苔黄浊、中薄尖无苔。尿妊娠试验阳性。脉症合参,乃痰热盘踞中焦,脾胃纳运无权,肝肾营阴不足,虽有受孕之象,但胚胎恐难成长。治宜先从清热化痰,调理脾胃,佐以安胎入手。方用:青竹茹汤加味。

处方:竹茹15克,陈皮3克,茯苓9克,生姜2克,半夏6克,砂仁3克,莲子12克。

3剂,每日1剂,水煎服。

越旬日复诊,据云上方又服3剂,本日舌苔微黄,脉象如前,精神舒适,恶呕已平,食量略增,脘闷较舒。此乃痰热渐清之兆,拟用补脾健胃、滋肾柔肝法使资生有力,胎阴自足。孙氏对恶阻治疗,擅以二陈汤为基础。因甘草助满,于是易凉润的竹茹,既能清腑上稠痰,又能解胎息蕴热。（王玲,孙坦村2002年第4期《福建中医药》）

案15

患者某,女,27岁,2008年5月19日初诊。患者因"孕6月余,间断呕吐4月余"入院。入院时频繁呕吐胃内容物,不欲进食,食入即吐,烦躁,四肢乏力,周身酸痛,无发热,无汗出等症,二便尚调。既往多次因"妊娠恶阻"在外院住院治疗,疗效不佳。查:体温36.3℃,心率96次/分,呼吸23次/分,血压100/70毫米汞柱(1毫米汞柱=0.1333千帕),心肺未见明显异常。神清,精神差,面色苍白,表情痛苦,腹部膨隆,舌红、苔薄黄,脉沉数。诊为妊娠恶阻。治宜滋阴润肺、降逆止呕,兼补胃气。

处方:南沙参、北沙参各15克,甘草6克,黑芝麻20克,生石膏30克,阿胶、麦冬、炙枇杷叶、桑叶、竹茹、川贝母、黄芩、杏仁各9克。

5剂,每日1剂,水煎频服。

患者服完第1剂,呕吐减轻,欲进食;第3日早上呕吐明显减轻,面色转红润,四肢乏力好转;5剂服完后仅晨起轻微恶心,饮食可。

按:本案患者以频繁呕吐、食入即吐为主症。患者平素体弱,何况妊娠以来纳食差,水谷精微生化乏源,致使身体更加虚弱。兼之呕吐日久,阴液大伤,"吐下之余,定无完气"(《金匮要略方论》),气随液脱,导致气阴两伤,阴伤日久,郁热内生。患者体虚,妊娠后冲脉气盛,冲气上逆,胃气不降,上冲咽喉,发为呕吐。呕吐日久,气阴两虚,则呕吐更重。以清燥救肺汤加减,滋阴润肺,降逆止呕,兼以益气。肺为气之主,肺阴得滋,肺气肃降,则一身之气机调畅,胃气得降而呕自止。待患者呕止,饮食转佳,水谷生化有源,体虚之症自可缓解,毋需大剂补益。

案16

患者某,女,29岁,2008年5月19日初诊。患者孕2月余,间断呕吐1月余,伴咳嗽5天。刻诊:恶心呕吐,呕吐物为胃内容物,不欲进食,频咳,干咳少痰,四肢乏力,无发热汗出,面色少华,精神欠佳,大便稍结,小便尚调,舌红、苔薄黄,脉数。

处方:南沙参、北沙参各15克,甘草6克,黑芝麻20克,生石膏30克,阿胶、麦冬、炙枇杷叶、桑叶、竹茹、川贝母、黄芩、杏仁各9克。

3剂,每日1剂,水煎,日3服。

患者服完3剂后,呕吐明显减轻,偶见晨起干呕,咳嗽较前好转。原方续进5剂,患者已无明显呕吐及咳嗽症状。

按:本案患者以呕吐为主症,兼见咳嗽。患者妊娠早期,冲脉气盛,冲气上逆而呕;其偶感燥邪,燥邪伤肺,肺失肃降,肺气上逆,发为咳嗽;燥为阳邪,易伤津耗液,故干咳无痰。因肺者相傅之官,主治节,又主一身之气;肺居上焦,其气宜宣、宜降。肺失宣降,影响及胃,胃气不降,则呕吐更甚。肺气清肃,气道通利,则冲气自平,胃气自降而呕止。故用清燥救肺汤加减。方中生石膏辛甘寒,桑叶质轻性寒,两药清泻肺热;麦冬甘寒,养阴润肺。三者合用,清肺热、养肺阴,培肺金主气之源而解肺郁。阿胶、黑芝麻滋肾润肺,乃金水相生之法,且黑芝麻有降肺气之功;南沙参、北沙参润肺益气,兼以清降;杏仁、炙枇杷叶味苦降泄肺气;甘草甘温,培土生金并调和诸药;加川贝母、黄芩滋阴清热除烦;竹茹和胃止呕。诸药合用,可润肺阴、清肺气,使肺气清肃,冲气平降,胃和呕止,并可滋阴益气,兼顾其虚。(冯新玲、杨立娜,刘云鹏 2010 年第 1 期《中国中医药信息杂志》)

案 17

患者某,女,26 岁,2001 年 5 月 3 日初诊。停经 50 天,频繁呕吐 4 天,伴呕吐苦水,胸胁胀闷,口渴欲饮,尿少大便干,舌红、苔薄白、脉滑有力。β-人绒毛膜促性腺激素阳性。诊断:妊娠恶阻(肝热型)。治则:清热调肝,降逆止吐。方用:四逆散加味。

处方:柴胡、枳壳、紫苏梗各 10 克,白芍、黄芩、竹茹各 12 克,甘草 6 克。

3 剂,水煎 1 剂早晚分服,服药同时配用鲜生姜水代茶饮。

服药 3 剂后,呕吐明显好转,未再呕吐,能进食。按意愿继续用上方 3 剂,共 6 剂,精神良好,饮食正常,不呕吐,停药后 5 天未再复发,身体良好。

案 18

患者某,女,27 岁,停经 49 天,恶心、呕吐 4 天,于 2002 年 3 月 16 日就诊。主诉:胃脘部不适,食入即吐,水难入口,伴疲乏无力,尿少,大便正常,脉滑数无力,舌质淡、苔薄白,β-人绒毛膜促性腺激素阳性。诊断:妊娠恶阻(胃虚型)。治则:清热和中,调气降逆止吐。方用:四逆散加味。

处方:白芍 12 克,紫苏梗、白术、黄芩、枳壳各 10 克,白豆蔻 3 克,柴胡、陈皮、甘草各 6 克。

3 剂,水煎 1 剂,早晚分服。

服药后未再呕吐,稍有恶心、食少,二便正常,脉滑数,苔少、舌质红,继服上方 3 剂,食欲增加,恶心减轻,精神爽,随访正常。

案 19

患者某,女,25 岁。停经 2 个月,呕吐半个月,停经 45 天后即感头晕、恶心呕吐,近 2 周加剧,食入即吐,呕吐物带黄色黏液,身体渐瘦,曾在当地服中药及西药治疗,效果不明显,恶心呕吐不止,病情加重,故来诊治。现患者饮食不进,呕吐频繁,吐出白色及黄色黏液,身体渐瘦,口干苦伴有血丝,喜冷饮,伴心烦急躁,身体疲倦,小便赤,大便干燥,睡眠较差,舌红绛、质粗糙、中心有淡黄苔,少津而裂,脉滑细数,β－人绒毛膜促性腺激素阳性。诊断:妊娠恶阻(肝胃不和型)。治则:清热和胃,降逆止吐。方用:四逆散加味。

处方:枳壳10克,生姜3片,紫苏梗、白芍各12克,柴胡、砂仁、甘草各6克。

3剂,水煎1剂,早晚分服。

服上药后未再呕吐,一般情况好转,精神良好,情绪稳定,精力增加,小便自如,大便正常,脉滑有力,苔少、微黄腻、少津。以上方将砂仁改为3克,加麦冬10克,继服3剂后,一般情况良好,进食增加,但量少,脉滑稍数,苔少、舌质红而不润。继服上方去紫苏梗、砂仁,加川厚朴6克、黄芩10克、白术6克,2剂,服中药后未再呕吐,精神、睡眠、食欲均佳,诸证消失,脉滑有力,苔少、舌红而无裂,继服上方2剂巩固疗效。(赵迎春,李明汝2009年第10期《中国煤炭工业医学杂志》)

案20

李某,26岁,2004年9月15日初诊。停经47天,恶心呕吐10天,食入即吐2天,患者呕吐频频,吐物为苦水,已不能进食2日,伴胃脘胀闷不舒,口渴,头晕乏力,大便3天未行,小便短赤。既往无慢性消化道疾病史。查体:精神萎靡不振,皮肤及口唇干裂,舌质淡红,边尖红、苔薄黄,脉滑数。检验:尿人绒毛膜促性腺激素(＋),尿酮体(＋＋),血钾3.3毫摩尔/升,二氧化碳结合力及肝功能尚正常,B超示早孕。方用:加味橘皮竹茹汤。

处方:陈皮、竹茹、白术、紫苏梗、全栝楼各10克,党参12克,生姜9克,大枣5枚,子黄芩15克,砂仁6克。

服药方法:每日1剂,水煎取汁300毫升,频频温服。

服药1剂后,次日恶心呕吐明显减轻,能进少许饮食,小便渐多,排便通畅。3日后尿酮体转阴。服药1周后,饮食二便如常,追访妊娠期未再复发。

按:加味橘皮竹茹汤中陈皮、砂仁和胃理气安胎,竹茹清热止呕,子黄芩清热燥湿安胎,生姜和胃止呕,党参、白术益气补中安胎,紫苏梗顺气安胎,大枣益气和胃。全方清热止呕,益气降逆,服药后逆气得降,脾胃得舒,标本兼顾,相得益彰。(吴红2007年第3期《黑龙江医药》)

案21

某患者,女,32岁,1994年6月5日初诊。确诊妊娠2个月。妊娠反应严重,频发呕吐,1日10余次,多为黏涎清水,食不下咽,消瘦乏力,经西医、中医治疗,效果不显。因患者体弱,家人欲劝其中止妊娠。查:面色苍白,脉沉弦而滑,舌苔薄白。证属气机郁滞,胃失和降。

处方:旋覆花15克,党参30克,清半夏15克,枳壳10克,砂仁3克,吴茱萸12克,川黄连6克,代赭石(先煎)60克,竹茹10克,甘草6克,大枣8枚,生姜3片。

5剂,水煎服,每日1剂。

二诊:服药后,呕吐大减,食欲增加,上腹部觉有硬物堵塞疼痛。原方去砂仁、吴茱萸,加厚朴10克、陈皮10克、延胡索8克。上方服10剂后,诸证悉除。妊娠足月后顺产一女,无异常。

按:妊娠恶阻本属常见疾病,但由于个人体质原因,该患者反应异常,用常见方法不效。此方之运用在于调其升降之机,除用党参、大枣、甘草和中益气,旋覆花、代赭石降逆消痰外,又活用了辛开苦降之法,用吴茱萸辛开,川黄连苦降。诸药合用,起到益气和胃止呕之功。升降合宜,其症自除。方中之清半夏历来有"动胎"之说,诸医恐其伤胎,多不敢用于妊娠之早中期,梁老认为,有是证当用是药,有故而无陨,用之得效。(李方2008年第2期《广西中医药》)

案22

张某,女,28岁,已婚,1998年5月12日就诊。患者妊娠2个月,因情志不遂,近来渐觉胃脘部痞闷不适,继而恶心呕吐,食入即吐,伴头晕目眩,心烦易怒,服用胃复安、维生素B_6等,效果不佳,故来院求治。刻诊:主症如前,舌质红、苔薄黄,脉滑数。此乃肝郁气滞,脾胃升降失常,冲脉之气上逆,胃失和降而致。治宜疏肝和中,调气降逆。

处方:白芍30克,甘草、竹茹各12克,生姜3片。

水煎服,日1剂,连服5剂,诸证减轻,守方继服5剂。

再诊:观其精神如常,察其脉象弦滑和缓,诸证消失,饮食增加,知其胃气已复,勿需服药。

按:妊娠恶阻是妊娠早期最常见的疾患,此例属脾胃虚弱,肝郁化热,冲脉之气上逆犯胃。故用白芍、甘草疏肝养阴,清热和营;竹茹清热和胃止呕。(白福全,白玉2008年第6期《河南中医》)

案23

患者某,女,24岁,2001年10月7日初诊。自述:停经2个月,恶心呕吐胃内容物及清水、涎沫,食入即吐10余日。查:面色萎黄,恶寒肢冷,四肢倦怠,头重腹满,舌质淡、边有齿痕、苔薄白,脉细滑。此系脾胃虚寒,不能腐熟水谷,浊阴上逆所致。治宜温肝暖胃,降逆止吐。

处方:吴茱萸、人参各9克,生姜18克,大枣4枚,柴胡、丁香各10克,竹茹15

克。

2 剂，每日 1 剂，分 4 次服。服药 2 剂后恶心、呕吐减轻，可以进食。续服 5 剂呕吐止，诸证平息。

按：《医方集解》解吴茱萸汤云："吴茱萸、生姜之辛以温胃散寒下气，降逆止呕；人参、大枣之甘以暖脾益气和中。"《伤寒论》第 245 条曰："食谷欲呕，属阳明也，吴茱萸汤主之。"妇人妊娠后，血盛于下，肝胆冲盛，大都有情志改变，每致肝气不舒，横逆犯胃，胃失和降而致病。本病例系脾胃虚寒，故呕吐清水、涎沫，故治宜温肝暖胃、降逆止呕，使气顺寒化，呕吐自愈。（李红霞 2009 年第 7 期《中国中医药信息杂志》）

（4）护理：

1）情志调护：要热情对待病人。应对她们的疾苦表示同情，无论在家庭还是医院，要尽可能为她们创造一个优美、清新的调养环境。避免一切不良刺激，使之保持最佳心理状态，如室内不准吸烟。尽量消除怪异气味。患者床头应放置喜欢观赏的物品。室内光线要柔和，窗帘应以苹果绿色或鹅黄色为宜。工作人员或家属要多与患者交谈，使肝气条达，情志舒畅，有利于康复。古人曰："有孕后，最忌暴怒，口不可出疾言，手不可鞭挞，盖怒伤气血，多有因此动胎。即不动胎，怒气入胎，子亦多疾。"这就充分说明妇女怀孕之后情志修养的重要性，告诫人们要善于控制感情，保持稳定情绪。否则，就易伤气血，使胎元受损。这点对肝胃不和及平素性情急躁之孕妇最为重要，在护理过程中，对她们就更应该良言疏导，告其利弊，使她们懂得"心平胎则安"的道理。

2）呕吐调护：妊娠恶阻以其呕吐为特点，呕吐则是本病的护理要点。剧烈呕吐可使脾胃一损再损，水谷无法受纳，精、气、血、津液化生无源，致母体及胎儿营养相对不足。因此，在护理本病时应积极止呕，改善症状，对呕吐频繁者应卧床休息，暂禁食，每天给予静脉补液。同时，可行针刺内关、合谷、中脘等穴的治疗。若脾胃虚弱者可加艾灸，每次呕吐后，应予清水漱口，清除口腔内之秽物，这样可避免因口臭而诱发呕吐及口腔炎的发生。在护理过程中还要注意观察呕吐物性状，若为脾胃虚弱之呕吐，常因胃中有寒，呕吐多为清涎类物，伴口淡无味。治疗上除予健脾和胃、降逆止呕的香砂六君子汤外，同时，再以生姜少许煎汤佐以红糖适量频频饮之，使胃暖寒去，呕吐减轻；若为肝胃不和之呕吐，呕吐物多是黄绿色，伴口苦，可给抑肝和胃、降逆止呕的苏叶黄连汤治疗。同时，再给予竹沥水代茶饮之，可增强清热解烦之作用，则止呕效果更佳；若呕吐咖啡色物，亦说明脾胃热重，脉络受损，酌情给予清热凉血止血的药物,在此时一定要告诉病人千万不要紧张,以免加重出血。

3)饮食调护:《万氏妇科》云:"凡受胎之后,最宜调饮食,淡滋味。常得清纯和平之气,以养其胎,则胎元完固,生子无疾。"可见古人很早就认识到一个健康婴儿的诞生,离不开母体营养的禀赋,而营养的来源则有赖于饮食的量与质,若母体长时间剧烈呕吐而不能进食或进食很少,营养摄入不足,不能保证机体正常生理需要,就可使胎萎不长。在饮食选择上也要有所讲究,尽量要以营养丰富、易于消化的清淡饮食为宜,如豆浆、莲子粥、藕粉、山药、面条等。如便秘不通者,可多给予蜂蜜调服及含纤维素较多的绿叶蔬菜,忌食辛辣、生冷及腥腻之品。对剧吐者可给予随意饮食,但饮食生冷应适当限制,恐脾胃再伤。对她们进餐不能定时,应尽量投其所好。对呕恶纳呆者可给予砂仁鲫鱼汤。但是,如何才能使患者顺利进食呢?一是要分散患者因呕吐而恐惧进食的紧张心理,松弛绷紧的神经,达到意向转移的目的。如带她们到空气新鲜的花园、草坪散步,并播放一些曲调优美的音乐,病情轻者可适当练太极拳等;二是要根据患者对饮食的喜恶,给予恰当的饮食诱导,当着患者的面要尽量避免谈及她所讨厌的食品。据临床观察,恶阻病人大多厌恶荤腥、油腻及有特殊气味之食物,如鱼虾、猪肉、牛羊肉、大蒜、韭菜等。所以,给病人配餐时就要注意这一点。另外,在服药方面,对脾胃虚寒者汤药应热服,肝胃不和者汤药应温服或凉服。(王彩丽 2010 年第 2 期《光明中医》)

下乳

产妇在哺乳时乳汁甚少或全无,不足够甚至不能喂养婴儿者,称为产后缺乳。缺乳的程度和情况各不相同:有的开始哺乳时缺乏,以后稍多但仍不充足;有的全无乳汁,完全不能喂乳;有的正常哺乳,突然高热或七情过极后,乳汁骤少,不足以喂养婴儿。乳汁的分泌与乳母的精神、情绪、营养状况、休息和劳动都有关系。任何精神上的刺激如忧虑、惊恐、烦恼、悲伤,都会减少乳汁分泌。乳汁过少可能是由乳腺发育较差,产后出血过多或情绪欠佳等因素引起,感染、腹泻、便溏等也可使乳汁缺少,或因乳汁不能畅流所致。乳汁淤积是哺乳期因某个小叶的乳汁排出不畅,致使乳汁在乳房内积存而成。其成因主要有乳头发育不好(过小或内陷),妨碍哺乳。而乳汁分泌过多或婴儿吸乳少、哺乳姿势不正确、乳腺管不通畅等也会造成乳汁淤积,致乳房胀满甚至结块疼痛。如果不及时治疗,便会发生相关部位乳导管扩张,形成积乳性囊肿,当局部抵抗力下降时易发生感染,引起急性乳腺炎或乳腺脓肿。

(1)病因病机:对于产后缺乳,中医古籍《诸病源候论》列有:"产后乳无汁候。"认为其病因"即产则血水俱下,津液暴竭,经血不足"使然。《备急千金要方》列出治妇人乳无汁,共21首下乳方,其中有猪蹄、鲫鱼的食疗方,宋·陈无择《三因极一病证方论》分虚实论缺乳:"产妇有两种乳脉不行,有气血盛而壅闭不行者,有血少气弱涩而不行者,虚当补之,盛当疏之。"这对后世研究缺乳颇有启迪。《妇人大全良方》认为,"乳汁乃气血所化""乳汁资于冲任",若"元气虚弱,则乳汁短少",主张用"涌泉散""玉露散"等补气养血,益津增液,调补冲任,使之盛而通乳,至今仍为临床所常用。金元张子和《儒门事亲》认为"妇人有本生无乳者不治,或因啼哭悲怒郁结,气道闭塞,以致乳脉不行"。乳汁来源于脏腑、血气、冲任,《胎产心法》云:"产妇冲任血旺,脾胃气旺则乳足。"薛立斋云:"血者,水谷之清气也,和调五脏,洒陈六腑,在男子则化为精;在妇人上为乳汁,下为血海。"说明产妇的乳汁是否充足与脾胃血气强健有密切关系。乳汁为血所化,赖气运行,而气血的旺盛又依靠脾胃的正常运化。若妇女平素脾胃虚弱,分娩时又失血过多,或因产后失于调养等,都可导致气血虚弱。乳血同源,气血虚弱,乳汁的分泌必然也减少。气血虚弱,乳汁化源不足,无乳可下,故产后乳汁不行,或行而甚少,甚或全无。

肝的气机条畅与否,与乳汁的分泌关系密切。胎前或产后哺乳期心情忧郁,肝气不舒,或愤怒伤肝,肝失条达,往往导致气机不畅,乳络阻塞,故乳房胀满,而乳汁不行。主要表现:产后突然为七情所伤,乳汁骤减或点滴皆无。乳汁量少、质稠,乳房胀硬而痛,或伴结块,或有微热。心情郁闷不舒伴精神抑郁,胸胁胀满,嗳气,胃脘痞满,食欲减退。舌质暗红或尖边红、苔薄或微黄,脉弦。产妇脾肾虚寒,水湿不化,聚湿成痰,或多食甘甜肥腻之物,脾胃不能消化,无法吸收营养变为气血,反变湿成痰,则痰气壅阻乳络,痰湿阻滞乳络;或因脾胃虚弱,消化失调,以致气虚血少,或产妇肥胖,亦痰湿重,均可导致乳汁稀少或点滴全无,乳房丰满,按之柔软无胀感。乳房丰满伴形体肥胖,胸闷欲呕,或食多乳少,或大便溏稀,舌质淡胖、苔白腻。

缺乳首辨虚实。虚者,多为气血虚弱、乳汁化源不足所致,乳汁清稀、量少,乳房松软不胀,或乳腺细小;实者,则因肝气郁结,或气滞血凝、乳汁不行所致,乳汁稠浓、量少,乳房胀满而痛。缺乳的治疗大法,虚者宜补而行之,实者宜疏而通之。临床需结合全身症状全面观察,以辨虚实,不可单以乳房有无胀痛一症而定。

(2)辨证分型:

1)气血两虚型:临床上多见于剖宫产术后,产前贫血或产时出血较多,产后失于调养。乳汁量少甚或全无,乳汁清稀,乳房柔软,无胀感,面色少华,头晕目眩,神疲食少,舌淡少苔,脉虚细。治宜益气补血,健脾通乳。

2)肝郁气滞型:临床上多见于生性忧郁或产后生气。表现为产后乳汁排泄不畅,乳房胀硬疼痛,或开始乳汁较多,生气或憋奶后乳汁突然减少,或有胸胁胀闷,情志抑郁不乐,或有微热,食欲不振,舌质正常或暗红、苔薄,脉弦。治宜疏肝解郁,通络下乳。

3)痰湿壅阻型:形体肥胖,产后乳汁不行,乳房胀痛,胸闷不舒,纳谷不香,厌油腻厚味,嗜卧倦怠,头晕头重,舌胖、苔白腻,脉滑。治宜健脾利湿,化痰通乳。

(3)外治法:用大葱100克,水煎去渣,用葱水洗乳房。然后,患者一手托起乳房,一手持木梳轻轻梳乳房,以乳房四周向乳头方向梳1分钟,然后用梳背按摩10多次,每天3次。用淘米水一脸盆,煮沸,待温用,将乳头放在温热的淘米水中浸泡片刻,旋以手慢慢揉洗,如发现乳头中有白丝,可将其扯出,并挤出淡黄色液体少许,乳汁自可畅通。

(4)针灸治疗:取穴乳泉(腋窝横纹前端,极泉穴前0.5寸,当胸大肌之下缘处)、膻中、乳根、少泽。气血虚弱者加足三里、三阴交;气郁血滞者加合谷、太冲或外关、足临泣。虚证配脾俞、足三里穴,用补法;实证配期门穴,运用平补平泻法。留针15~20分钟,每日1次。取穴胸、内分泌、脾。单侧,左右交替,5分毫针直刺,轻刺激,留针15~20分钟。每日1次,连续治疗2~3次,亦可用耳穴埋丸,隔日1次。

艾火灸,取少泽、乳根、膻中。气血虚弱者加脾俞、足三里,肝郁气滞者加内关、太冲,胸胁胀满者加期门,胃脘胀满者加中脘,食少便溏者加天枢。艾条悬灸,每穴5~10分钟,每日1~2次。

(5)验案:

案1

患者某,女,27岁,2008年3月26日就诊。患者剖宫产术后半月乳汁几乎全无,自服中药偏方8剂无效来诊。观其处方,通多补少,多为王不留行、路路通、穿山甲之类。追问病史,患者产前体检基本正常,但试产时间较长,最终未能正常分娩,行剖宫产术,术中出血较多,乳房柔软不胀,食欲一般,睡眠不佳,神疲乏力,面色少华。查:血色素80克/升,舌质淡红、苔薄白,脉沉。明显气血两虚所致。治宜补益气血,佐以通乳。并嘱患者加强营养,少量多次进食。用中药通乳丹加味。

处方:党参 15 克,黄芪 18 克,当归 24 克,麦冬 12 克,桔梗 10 克,栝楼 15 克,炒白芍 12 克,川芎 12 克,陈皮 10 克,炒白术 15 克,甘草 6 克。

服药 5 剂后,即见乳汁增多,再服 5 剂,乳汁充足。

案 2

患者某,女,35 岁,2008 年 11 月 25 日就诊。正常产后 5 天即有乳汁较多,产后因为家事生气,开始觉乳房憋胀,2 天后乳汁明显减少,食欲不振,舌质淡红、苔薄白,脉弦。自服猪蹄汤无效,来诊。治予疏肝解郁,通络下乳。用下乳涌泉散加减。

处方:当归 15 克,赤芍 12 克,炒白芍 12 克,川芎 12 克,天花粉 15 克,柴胡 9 克,青皮 10 克,芦根 15 克,白芷 12 克,桔梗 9 克,穿山甲 10 克,王不留行 12 克,陈皮 10 克。

5 剂,水煎,1 日 1 剂,早晚口服。

服药 2 剂,患者乳汁明显增多。服药 5 剂后,乳汁正常。(光爱珍 2010 年第 3 期《中国民间疗法》)

案 3

李某,女,23 岁。2005 年 3 月 5 日,生一男孩,5 天后奶水逐渐清稀减少,神倦乏力,懒怠,口干,舌淡、苔薄白,脉弦虚细无力,两乳房微胀。产妇自述:平素纳差,临产时由于出血较多,乳汁刚开始还可以,由于几句话心中不快,因而乳汁越来越少。诊为:产后缺乳。治宜补脾理气通乳。方选补中益气汤加味。

处方:党参 30 克,黄芪 30 克,炒白术 15 克,升麻 6 克,柴胡 10 克,当归 20 克,川芎 15 克,陈皮 10 克,木香 10 克,通草 6 克,穿山甲 10 克,王不留行 15 克,麦冬 10 克,白芷 10 克,甘草 5 克,生姜 5 克。

水煎服,1 日 1 剂。

连服 3 剂后,奶水逐渐增加。6 剂后,已满足哺乳期的需要。

按:本例素体脾胃虚弱,生化之源不足,复因产时失血,气随血耗,致使气虚血少,乳汁不足,后因情志抑郁。而使气机不畅,阻碍乳汁运行,造成缺乳。方选补中益气汤加味,补脾理气通乳,故能奏效。(石新勇 2008 年第 11 期《实用中医内科杂志》)

案 4

刘某某,女,27 岁,职工,2001 年 12 月 15 日就诊。产后 10 余日,乳汁稀少,虽

10 余日婴儿需补加乳粉以充饥,该患者形衰面黄,心悸,少气无力,检查:两乳无胀硬,舌淡、苔薄,脉象虚弱,由产后营养不良,气血两虚,乳汁无以化,故不足以乳儿。故急投补气养血下乳之剂。

处方:党参 30 克,黄芪 30 克,炒白术 10 克,陈皮 12 克,升麻 6 克,通草 4 克,麦冬 12 克,阿胶(烊化)15 克,当归 20 克,漏芦 10 克,桔梗 6 克,王不留行 30 克,甘草 39 克。

二诊:上方连服 3 剂,乳汁渐旺。效不更方,嘱其 2 日 1 剂,随方 3 剂,并遵医嘱,增加膳食调养,乳汁如常人。

案 5

王某某,女,28 岁,职工,2000 年 11 月 2 日就诊。产后半月余,近 11 日内因情志不悦,两乳逐渐胀满(硬)有灼热感,乳汁逐渐减少,胃脘撑胀时两肋胀痛,舌质淡、苔薄黄,脉弦。证属肝郁气滞,理当疏肝通经。方选《清太医院配方》下乳通腺散加减治疗。

处方:柴胡、枳壳各 10 克,白芍、全栝楼、当归、川芎、炮穿山甲、桔梗、麦冬、漏芦、连翘各 12 克,王不留行 20 克,通草 4 克,金银花 15 克,甘草 6 克。

二诊:上方服 3 剂,症状大有好转,乳汁渐旺,但仍有两乳胀痛感,继上方加丝瓜络 12 克,服 2 日,同时并加服逍遥丸 6 克,每日 2 次,随访药尽病愈。(李金秀 2009 年第 8 期《医学信息》)

案 6

陈某,女,23 岁,农民。初产妇,乳儿 8 周。因婆媳不和,乳汁渐少,排乳不畅,左乳胀痛。查:体温 37.5 度,左乳外下方红肿而硬,皮肤灼热,苔薄黄,脉弦数。证属肝气郁结,胃热蕴滞。治宜疏肝清胃,通乳散结。

处方:当归、全栝楼各 15 克,柴胡、赤芍、连翘各 12 克,蒲公英、金银花藤各 20 克,穿山甲、青皮漏芦、薄荷(后下)各 10 克,生甘草 6 克。

同时吸出滞留的乳汁。4 剂后热除,排乳通畅,局部红肿减轻。上方去连翘、金银花藤、薄荷,加皂角刺 15 克、王不留行 10 克、丝瓜络 6 克,续服 7 剂,临床症状消失。

按:《外科精义》曰:"乳子之母,不知调养,怒忿所逆,郁闷所遏,厚味所酿,以致厥阴之气不行,故窍不得通而汁不得出,阴阳之血热沸腾,故热盛而化脓。"患者因情志内伤,肝气郁结,胃热蕴滞于乳络致乳汁不通而形成肿块。在采用疏肝清胃的同时,加通利乳脉的穿山甲、漏芦、皂角刺、王不留行、丝瓜络,乳汁一通,痛肿自

消。(易晓翔2007年第3期《中医药导报》)

案7

患者某,女,27岁,职员。分娩后25天,乳汁清稀量少,乳房柔软,时头晕易乏,面色欠华,纳少,恶露未尽、色褐、质较黏稠、量少,下腹按之不舒,二便尚调,舌淡、苔薄,脉细弱。证属冲任血少,血不畅行,无以化乳。治宜补血化源,佐以祛瘀。方以生化汤加味。

处方:当归、桃仁、大枣、通草、鹿角粉(冲)、穿山甲、麦冬各9克,炮姜、炙甘草、川芎各6克,党参、王不留行各12克,熟地黄15克,黄芪18克。

5剂,每天1剂,水煎服。

药后恶露渐止,乳汁渐增。续以前方加减,隔天1剂,又服5剂。恶露尽除,乳汁足以哺儿。

按:本例以生化汤活血祛瘀,既行不畅之瘀以除恶露,又养血生血以充血海,冲旺血足则能上行泌化乳汁;党参、黄芪补气化源;熟地黄、麦冬养血滋阴液;通草、王不留行、穿山甲疏通乳络;鹿角粉温肾益精髓以泌乳汁。故服数剂而获佳效。(周叔平2005年第1期《新中医》)

附:孙思邈下乳方

(1)钟乳汤:

属性:治妇人乳无汁方。

石钟乳、硝石(一用滑石)、白石脂各六铢,通草十二铢,桔梗(切)半两。

上五味㕮咀,以水五升煮三沸,三上三下,去滓,纳硝石,令烊,分服。

又方 石钟乳、通草各等分。

上二味为末,粥饮服方寸匕,日三。后可兼养两儿。

一方二味,酒五升,渍一宿,明旦煮沸,去滓,服一升,日三,夏冷服,冬温服。

又方 石钟乳四两,甘草(一方不用)二两,漏芦三两,通草、栝楼根各五两。

上五味㕮咀,以水一斗,煮取三升,分三服。

又方 石钟乳、通草各一两,漏芦半两,桂心、甘草、栝楼根各六铢。

上六味治下筛,酒服方寸匕,日三,最验。

又方 石钟乳、漏芦各二两。

上二味,治下筛,饮服方寸匕,即下。

(2)漏芦汤:漏芦、通草各二两,石钟乳一两,黍米一升。

上四味㕮咀,米宿渍掯拨,取汁三升,煮药三沸,去滓。作饮饮之,日三。

（3）漏芦散：漏芦半两，石钟乳、栝楼根各一两，蛴螬三合。

上四味治下筛，先食糖水，服方寸匕，日三。

（4）单行石膏汤：石膏四两研细，以水二升，煮三沸，稍稍服，一日令尽。

（5）麦冬散：麦冬、石钟乳、通草、理石。

上四味各等分，治下筛，先食，酒服方寸匕，日三。

又方　麦冬、通草、理石、石钟乳、土瓜根、大枣、蛴螬。

上七味等分，治下筛，食毕用酒服方寸匕，日三。

又方　母猪蹄一具，粗切，以水二斗熟煮，得五六升汁饮之，不出更作。

又方　猪蹄（熟炙，捶碎）二枚，通草（切细）八两。

上二味以清酒一斗浸之，稍稍饮之，不出更作。

又方　栝楼根切一升，酒四升，煮三沸，去滓，分三服。

又方　栝楼根、漏芦各三两，石钟乳四两，白头翁一两，滑石、通草各二两。

上六味，治下筛，以酒服方寸匕，日三。

又方　取栝楼子尚青色大者一枚，熟捣，以白酒一斗，煮取四升，去滓，温服一升，日三。

黄色小者用二枚亦好。

又方　土瓜根治下筛，服半钱匕，日三。乳如流水。

（6）单行鬼箭汤：鬼箭五两，以水六升，煮取四升，每服八合，日三。亦可烧作灰，水服方寸匕，日三。

（7）甘草散：甘草一两，通草三十铢，石钟乳三十铢，云母二两半，屋上散草（烧成灰）二把。

上五味治下筛，食后温漏芦汤服方寸匕，日三，乳下止。

又方　烧死鼠作屑，酒服方寸匕，日三，立下，勿令知。

又方　烧鲤鱼头为末，酒服三指撮。

（8）鲫鱼汤：

属性：下乳汁方。

鲫鱼（长七寸）一尾，猪肪（切）半斤，漏芦、石钟乳各八两。

上四味，切猪肪，鱼不须洗治，以清酒一斗二升合煮，鱼熟药成，绞去滓，适寒温，分五服。其间相去须臾，一饮令药力相及为佳，乳即下。

（6）预防调摄：根据研究显示对于婴儿来说母乳是最好的食物，母乳的营养最完整而丰富，利于婴儿的消化吸收，可以完全提供头六个月婴儿所需营养。母乳成分会随宝宝周数及喂食时间改变,母乳乳清蛋白可避免婴儿胃肠过敏,母乳富含DHA及AA,对脑部发育十分重要,含有的铁、钙、乳糖、维生素较易被婴儿吸收,母乳中含有多种免疫物质,能提高婴儿的免疫力及预防疾病的能力。哺乳对产妇也有好处,通过婴儿吸吮乳汁可刺激母亲子宫收缩,减少产后出血,抑制排卵,推迟月经复潮,避免产后肥胖,还可减少乳腺癌和卵巢癌的发病。医疗界认为奶粉会导致婴儿不喜欢母乳,所以奶粉只是母乳暂时的替代品,治疗产后缺乳是治本之道,对于下一代极其重要。所以,国际卫生组织规定,除有明确医学指征外者都必须施行母乳喂养,这是全人类的大事,要求各国都要建立相关的组织机构确保这一方案实施。

"三分治疗,七分调理",正确、合理地注意生活、饮食、精神等方面的调理对缺乳的防治非常重要。

1)母婴同室,及早开乳:一般认为,早期母乳有无及泌乳量多少,在很大程度上与哺乳开始的时间及泌乳反射建立的迟早有关。有人通过比较,发现产1小时内即予哺乳,产妇的泌乳量较多,哺乳期也较长。

2)养成良好的哺乳习惯:按需哺乳,勤哺乳,一侧乳房吸空后再吸另一侧。若乳儿未吸空,应将多余乳汁挤出。

3)营养和休息:要保证产妇充分的睡眠和足够的营养,但不要滋腻太过。应鼓励产妇少食多餐,多食新鲜蔬菜、水果,多饮汤水,多食催乳食品,如花生米、黄花菜、木耳、香菇、猪蹄、鲫鱼、鸡汤、排骨汤、淡菜等。

4)调情志:产妇宜保持乐观、舒畅的心情,避免过度的精神刺激,以致乳汁泌泄发生异常。适时做一些乳房局部按揉及热敷。

5)及早治疗:发现乳汁较少,要及早治疗,一般在产后15日内治疗效果较好。时间过长,乳腺腺上皮细胞萎缩,此时用药往往疗效不佳。若气血虚弱较重,或兼肾气不足,或素体肥胖,痰阻乳络,或产后缺乳很长时间后才来治疗者,往往疗效较差。肝郁气滞者,宜调节情志,及时治疗,否则会转变为"乳痈",出现乳房红肿热痛,甚则乳房结块有波动感,伴高热寒战等症。

产后恶露不尽

胎儿娩出后,胞宫内遗留的余血和浊液,称为"恶露"。正常情况下,一般在产后20天以内,恶露即可排除干净。但如果超过这段时间仍然淋漓不绝者,即为"恶露不尽"。如不及时治疗,迁延日久,则可影响产妇的身体健康并引发其他疾病。虽然每个产妇都有恶露,但每人排出的量是不同的,平均总量为500~1 000毫升。各产妇持续排露的时间也不同,正常的产妇一般需要2~4周,少数产妇可以持续1~2个月。哺乳时婴儿吸吮乳头,可引起反射性子宫收缩,有利于子宫腔内的恶露排出。

(1)产后恶露的分类:

1)血性恶露,又名红色恶露:这是产后第1天到第4天内排出的分泌物,呈鲜红色,含有较多的血液,量也比较多,一般可与平时月经相似,或稍多于月经量,有时还带有血块。

2)浆液性恶露:呈淡红色,其中含有少量血液、黏液和较多的阴道分泌物,还有细菌生长。在产后4~6天排出。

3)白色恶露:是在产后1周后排出的呈白色或淡黄色的恶露。其中含有白细胞、蜕膜细胞、表皮细胞和细菌等成分,形状如白带,但是较平时的白带多些。

(2)病因病机:中医学认为,本病主要是气血运行失常,血瘀气滞,或气虚不能摄血,以及阴虚血热,均可导致恶露不尽。①血瘀。新产之后,胞脉正虚,寒邪乘虚而入与血相搏,形成瘀结,故恶露淋漓不畅,日久不止。表现为产后恶露淋漓不止,量少,色紫黑或夹血块,少腹疼痛,拒按,胸腹胀痛,舌质正常或边紫,脉沉涩或沉实有力。治宜活血化瘀。②气虚。多由体质虚弱,正气不足,产时失血伤气,正气愈虚,或因产后过早操劳,劳倦伤脾,气虚下陷,以致冲任不固,不能摄血。表现为产后恶露日久不止、淋漓不断、色淡红、量多、质稀,少腹下坠,精神倦怠,舌质淡、苔正常,脉缓弱。治宜益气摄血。③血热。产妇阴血素虚,又因产时失血,阴液更亏,阴虚则血热。或因产后过服温药,或肝有郁热,以致热伏冲任,迫血下行而致恶露不止。表现为恶露日久不止,色红、质稠而臭,面色红,口干舌燥,舌红,脉细数。治宜清热益阴止血。

(3)验案:

案1

患者某,女,36岁。因药物流产术后阴道出血25天未净来诊。伴身软、下腹胀痛、腰酸、面部黄褐斑、发热,舌质红、边尖有瘀点、苔黄腻,脉沉细。B超显示:宫内有1.5厘米×1.2厘米的残留,宫腔有分离。诊为恶露不尽,肾虚湿瘀型。给予寿胎丸和生化汤加减以补肾、活血化瘀。

处方:薏苡仁30克,菟丝子20克,马齿苋18克,桑寄生、赤芍各15克,续断、阿胶、川芎、枳壳、生蒲黄、五灵脂、苍术、黄柏、川牛膝、当归各10克,甘草6克。

连服3剂后,患者阴道出血明显增加,并流出块状物。血止后复查B超,宫内未见异常。

按:妇女产后有多虚、多瘀、多湿的特点,本例病人具有肾虚、湿热、瘀血的特点。故用寿胎丸补其肾虚,方中菟丝子、续断、桑寄生、阿胶补肾填精,生血止血;当归、赤芍、川芎活血去瘀;合四妙丸清热利湿。全方共奏补肾、利湿、化瘀之功。(袁静,尹维东2007年第7期《中国实用乡村医生杂志》)

案2

陈某,女,28岁,2008年5月3日初诊。诉产后阴道出血62天。患者于同年3月2日足月顺产一女婴后,阴道出血持续不净、量多、色红、质黏稠、有秽臭气,伴小腹隐痛,心烦不寐,口渴喜冷饮,腰部酸痛,乳汁逐渐减少,大便干结,小便色黄,脉细弱而数,舌质暗红、苔黄干燥。诊断:产后恶露不绝。证属阴虚血热,瘀血阻胞。

处方:生地黄、熟地黄、茜草、炒蒲黄、川续断各15克,黄柏、黄芩、白芍、山药、五灵脂各10克,红藤、败酱草、蒲公英、益母草各30克,甘草6克。

服药7剂后,阴道出血停止。上方去茜草,加夜交藤20克,女贞子、墨旱莲各10克。再服5剂,诸证消失,乳水开始增多,睡眠及二便正常。观察1周,未见阴道出血而愈。

按:本例患者由于分娩后瘀血滞留胞宫,久而化热,加之产后血室正开,邪毒乘侵,损伤胞络,故治宜滋阴清热,活血止血,用保阴煎加减治疗。方中生地黄、熟地黄合用大补阴血;黄芩、黄柏清热止血;白芍、山药柔肝健脾;川续断补肾固冲;红藤、败酱草、蒲公英清热解毒以抗邪毒感染。笔者常于方中加入茜草、五灵脂、炒蒲黄、益母草,意在祛瘀生新、活血止血。全方配合,以奏养血滋阴、活血止血、祛瘀生新之效。(颜艳芳2009年第9期《江西中医药》)

(4)注意事项:

1)室内空气要流通:祛除秽浊之气,以利机体气血早日复原。鼓励产妇早日起床活动,有助于气血运行,使积滞在胞宫内的余瘀尽快排出。

2)寒温要适宜:气虚证和血瘀证要注意保暖,避免寒邪入侵。血热证者衣被不宜过暖,以免加重症状。保持会阴部清洁,每晚用温水或1:5 000高锰酸钾溶液坐浴。

3)饮食宜清淡而富于营养:气虚者可食鸡汤、桂圆汤、大枣汤等;血热者可食鲜藕、梨、黄瓜、西瓜、西红柿等水果。但一般应慎食生冷、辛辣之物。

　　附：孙思邈治疗产后恶露不尽方

　　治产后恶露不尽，除诸疾，补不足方

　　●干地黄汤

　　干地黄三两，川芎、桂心、黄芪、当归各二两，人参、防风、茯苓、细辛、芍药、甘草各一两。

　　上十一味㕮咀，以水一斗，煮取三升，去滓，分三服，日再夜一。

　　治产后往来寒热、恶露不尽方

　　●桃仁汤

　　桃仁五两，吴茱萸二升，黄芪、当归、芍药各三两，生姜、醍醐（百炼酥）、柴胡各八两。

　　上八味㕮咀，以酒一斗，水二升，合煮取三升，去滓，适寒温，先食服一升，日三。

　　治产后恶露不尽，腹痛不除，小腹急痛，痛引腰背，少气力方

　　●泽兰汤

　　泽兰、当归、生地黄各二两，生姜三两，甘草一两半，芍药一两，大枣十枚。

　　上七味㕮咀，以水九升，煮取三升，去滓，分三服，日三。堕身欲死，服亦瘥。

　　治产乳余血不尽，逆抢心胸，手足逆冷，唇干腹胀短气方

　　●甘草汤

　　甘草、芍药、桂心、阿胶各三两，大黄四两。

　　上五味㕮咀，以东流水一斗煮取三升，去滓，纳阿胶令烊，分三服，一服入腹中，面即有颜色，一日一夜尽此三升，即下腹中恶血一二升，立瘥。当养之如新产者。

　　治产后恶露不尽方

　　●大黄汤

　　大黄、当归、甘草、生姜、牡丹、芍药各三两，吴茱萸一升。

　　上七味㕮咀，以水一斗，煮取四升，去滓，分四服，一日令尽。加人参二两，名人参大黄汤。

　　治产后往来寒热，恶露不尽方

　　●柴胡汤

　　柴胡、生姜各八两，桃仁五十枚，当归、黄芪、芍药各三两，吴茱萸二升。

　　上七味㕮咀，以水一斗三升，煮取三升，去滓，先食服一升，日三。（《千金翼方》以清酒一斗煮）

治产后余疾,有积血不去,腹大短气,不得饮食,上冲胸胁,时时烦愦逆满,手足悁疼,胃中结热方

●蒲黄汤

蒲黄半两,大黄、芒硝、甘草、黄芩各一两,大枣三十枚。

上六味㕮咀,以水五升,煮取一升,清朝服至日中。下若不止,进冷粥半盏即止。若不下,与少热饮自下。人羸者半之。(《千金翼方》名大黄汤而无芒硝)

治产后儿生处空,流血不尽,小腹绞痛方

●栀子汤

栀子三十枚,以水一斗,煮取六升,纳当归、芍药各二两,蜜五合,生姜五两,羊脂一两,于栀子汁中煎取二升,分三服,日三。

治产后三日至七日腹中余血未尽,绞痛强满,气息不通方

●生地黄汤

生地黄五两,生姜三两,大黄、芍药、茯苓、细辛、桂心、当归、甘草、黄芩各一两半,大枣二十枚。

上十一味㕮咀,以水八升,煮取二升半,去滓,分三服,日三。

治新产后有血,腹中切痛方

●大黄干漆汤

大黄、干漆、干地黄、桂心、干姜各二两。

上五味㕮咀,以水三升,清酒五升,煮取三升,去滓,温服一升,血当下。若不瘥,明旦服一升,满三服,病无不瘥。

●治产后恶血不尽,腹中绞刺痛不可忍方

大黄、黄芩、桃仁各三两,桂心、甘草、当归各二两,芍药四两,生地黄六两。

上八味㕮咀,以水九升,煮取二升半,去滓,食前分三服。

●治产后血不可止者方

干菖蒲三两,以清酒五升渍,煮取三升,分再服,即止。

●治产后下血不尽,烦闷腹痛方

羚羊角(烧成炭,刮取)三两,芍药(熬令黄)二两,枳实(熬令黄)一两。

上三味治下筛,煮水作汤,服方寸匕,日再夜一,稍加至二匕。

又方 鹿角烧成炭,捣筛,煮豉汁,服方寸匕,日三夜再,稍加至二匕,不能用豉清煮水作汤服之。

又方 捣生藕取汁饮二升,甚验。

又方　生地黄汁一升,酒三合和,温顿服之。

又方　赤小豆捣散,取东流水和服方寸匕,不瘥更作。

●治妇人血瘕痛方

干姜、乌贼鱼骨各一两。

上二味治下筛,酒服方寸匕,日三。

又方　末桂心温酒服方寸匕,日三。

带下病

带下之名首见于《黄帝内经》。《素问·骨空论篇第六十》曰:"任脉为病,男子内结七疝,女子带下瘕聚。"其含义有广义、狭义之分。广义带下包含范围广泛,可泛指一切妇科疾病。因妇科病多发生在带脉以下部位,故称为带下。如魏《金匮要略心典》云:"带下者,带脉之下,古人列经脉为病,凡三十六种,皆谓之带下病,非今人所谓赤白带下也。"《沈氏女科辑要》引王孟英云:"带下,女子生而即有,津津常润,本非病也。"又如《产宝》及《备急千金要方》指出,带下三十六疾有十二瘕、九痛、七害、五伤、三痼,故古时又把诊治妇科病的医生称为"带下医"。狭义带下是指妇女阴道内流出的一种黏稠滑腻液体,如带绵绵而下。正如《女科证治约旨》言:"若外感六淫,内伤七情,酝酿成病,致带脉纵驰,不能约束诸经脉,于是阴中有物,淋漓而下,绵绵不断,即所谓带下也。"相当于西医学的阴道炎、子宫颈炎、盆腔炎、妇科肿瘤等疾病引起的带下增多。

(1)带下的分类

1)生理性带下:一般自14岁左右,即青春发育期开始,健康女子即会有生理性带下产生。《灵枢》说:"五谷之津液和合为而膏者,内渗入于骨空,补益脑髓,而下流于阴股",《景岳全书》说:"盖白带出于胞宫,精之余也",明确指出液为肾精所化,润滑如膏,流于阴股而为带下,充养和濡润前阴空窍。王梦英云:"带下,女子生而即有,津津常润,本非病也。"

生理性带下的特点主要表现为带下的量、色、质、味几个方面。带下量一般不多,常态下几种情况可出现带下稍多:一是经间期姻媪之时,冲任气血逐渐旺盛,在此阳生阴长之转化期,带下量会稍增多;二是经前期冲任血海将满溢时,阴液充沛外渗,带下量可稍增多;三是妊娠期,阴精聚于冲任,经血不泻,阴液充盛,其量也稍比孕前增多。带下量在妇女绝经后会有所减少，带下色多为无色透明或乳白色。经净后带下常为无色透明，临经前1周，透明之带下可逐渐变成乳白色，所以医籍上又称"带下"为"白带"。正常带下为稀糊状或蛋清样，具有黏性。尤以经间期姻媪之时的带下，可拉长到10厘米左右。月经将潮之前，带下的质地可变得稠厚些，有滑润如膏的感觉。常态下带下无异常气味。

2）病理性带下：病理性带下指带下量、色、质、味发生异常，或伴有全身和局部症状。古代医家对病理性带下已进行过详细描述。《神农本草经》称带下为"沃"。汉·张仲景《金匮要略》称为"下白物"。晋·王叔和《脉经》称之为"漏下赤"，并提出"五崩"之名，即"白崩者形如涕，赤崩者形如绛津，黄崩者形如烂瓜，青崩者如蓝色，黑崩者形如血不血也"。晋·《针灸甲乙经》称之为"沥""下赤白""赤白沥""赤沥""白沥""赤淫""赤白沃""下苍汁""漉青汁"等。隋·巢元方《诸病源候论》首次提出"带下病"的名称，指出带下有青、黄、赤、白、黑五色各候，配属五脏。宋·《妇人大全良方》指出带下病生于带脉，指明了病位。明·戴思恭《证治要诀》已认识到带下病缠绵难愈、容易复发的特点。清《医宗金鉴·妇科心法要诀》指出："若胞宫内溃则所下之物杂见五色；若有脏腑败气，时下不止而多者，是危证也。"

病理性带下的特点主要表现为带下量、色、质、味的异常。①带下过多指阴道分泌物明显增多，时时由阴中向外溢泄，是最常见的带下症之一；带下过少很少被历代医家提及，但在临床经常出现，患者常因阴中干涩、房事疼痛难忍而就医。带下过少也是带下分泌异常的一种重要症状，它给病人带来的痛苦并不亚于带下过多；带下不断是指带下久下不净，淋漓不断，不循正常周期变化。带下不断重点强调的是带下分泌时间的持续性，而非量的多少。②带下色的异常主要包括黄带、赤带、五色带。黄带带下色淡黄或深黄如茶，常属湿热或湿毒蕴结；赤带带下中混有血液，血量多少不一，颜色上或红白分明，或两色混合均匀呈粉红色，甚者为纯红色；五色带带下中多种颜色相杂，五为约数，形容色多，并不拘泥于兼具青、赤、黄、白、黑五色。③带下质的异常主要包括：带下清稀即带下质地稀薄，多属寒证；带下黏稠即带下过于黏腻稠厚，多属热证；脓性带下即带下有脓，色黄或黄绿，黏稠，秽臭；豆腐渣样带下即带下呈豆腐渣样或凝乳状小块，常伴严重阴道瘙痒；淘米水样带下即带下如淘米水样，常伴奇臭。

带下气味腥，常属寒证。带下气味臭，常属热证。带下恶臭气味，恶臭难闻，多属恶性病变。

（2）**辨证分型**：带下病的辨证有虚实之分。临床以实证较多，尤其合并阴痒者更为多见。一般带下量多、色白,质清无臭者,属虚;带下量多,色、质异常有臭者,属实。

1)湿热下注型:素日多食肥甘厚味、辛辣之品;或嗜烟酒,损伤脾胃,脾失健运,水湿内蕴,郁而化热,以致温热蕴积下焦,产生带下。症见:带下如浓茶,气味腐臭,心烦,口苦,胃脘不舒,尿道灼热,阴部瘙痒,舌质红、苔黄腻,脉滑数。

2)脾肾阳虚型:平素肾气不足,房事不节,多产乳众,肾气亏损,致任脉不固,带脉失约,肾中精液滑脱而下。其临床表现为:带下量多,色白清冷,有腥气,腰痛,性欲低下,舌质淡、苔薄白而润,脉沉迟而弱。

3)肝肾不足型:带下过少,甚至全无,阴部干涩灼痛,或伴阴痒,性交疼痛,头晕耳鸣,烦热失眠,小便黄赤,大便干结,舌红少苔,脉细数或沉细。

4)心肝郁火型:带下量少,甚或全无,阴道干枯涩痛,头昏头痛,烦躁易怒,夜寐不安,口苦咽干,舌红、苔黄燥,脉弦细而数。

(3)治则治法:

1)治带注重健脾祛湿:《傅青主女科》中云:"夫带下俱是湿症。而以'带'名者,因带脉不能约束而有此病,故以名之。盖带脉通于任、督,任、督病而带脉始病。带脉者,所以约束胞胎之系也。"傅氏认为带病以带定名,是因为带脉具有约束"胞胎之系"之功,若带脉无力,则难以提系胞胎,所以带脉弱则胎不牢易坠;经水不能受气而化,则反变为带病。以上足见带脉无力提系胞胎,是其关键切入点,应责之于脾虚。脾之升清无力,则带脉提系胞胎无力,而脾虚运化水液之力弱,随之津液聚而为湿,湿浊下流,则为带下。傅氏云:"妇人有终年累月下流白物,如涕如唾,不能禁止,甚则臭秽者所谓白带也。"所以傅氏又提出"带下俱是湿病"之说,认为带下病病位于带脉,病机为湿困。傅氏用完带汤治疗白带下,内有白术、山药、人参、甘草等药健脾益气,使脾气健而湿气消,"气自升腾于天上"。

"妇人有带下而色红者,似血非血,淋沥不断,所谓赤带也。夫赤带亦湿病,湿是土之气,宜见黄白之色,今不见黄白而见赤者,火热故也……妇人忧思伤脾,又加郁怒伤肝,于是肝经之郁火内炽,下克脾土,脾土不能运化,致湿热之气蕴于带脉之间;而肝不藏血,亦渗于带脉之内,皆由脾气受伤,运化无力,湿热之气,随气下陷,同血俱下,所以似血非血之形象,现于其色也。"傅氏认为,赤带下是由于妇女忧伤过度,损伤了脾脏,又加之肝经郁积的邪火在内里炽热燃烧,向下制约脾土,脾土不能运化,致使湿热之气蕴积在带脉之间。由于脾气受伤,失去正常运行的力量,湿热之气随着邪气下陷,同血一起向下排出,所以它是血又不是血的形状,变成这种赤红色。傅氏制方清肝止淋汤,以清除肝火而扶持脾气。

黑带下一证中,傅氏用利火汤泻火,"火热退而湿自除矣"。同时又用白术来辅助脾土,用茯苓来渗湿,用车前子来利水,以助湿气排出,药到病除。

2)治带重于疏肝补肝:湿邪困阻气机,则肝不能疏泄,继而肝气郁结,正如傅氏所云:"倘仅以利湿清热,而置肝气于不问,安有止带之日哉。"补肝可归养血,健脾亦属益气,故培补肝脾亦即养血益气。傅氏将带证区分为青、黄、赤、白、黑五带,五带治疗方剂不同,然而在补肝脾、益气血这一面有其共同点,如五带治疗代表方多以白术、山药、人参等药健脾益气,用白芍、当归、阿胶等补养肝血。

"夫白带乃湿盛而火衰,肝郁而气弱,则脾土受伤,湿土之气下陷,是以脾精不守,不能化荣血以为经水,反变成白滑之物,由阴门下,欲自禁而不可得也。"傅氏以完带汤大补脾胃,佐以疏肝。"使风木不闭塞于地中,则地气自升腾于天上,脾气健而湿气消,自无白带之患矣。"傅氏曰:"此方脾、胃、肝三经同治之法,寓补于散之中,寄消于升之内。"升提肝木之气,则肝血不燥。

青带下,傅氏认为是由于肝经的湿热,"不知水为肝木之所喜,而湿实肝木之所恶,以湿为土之气故也。以所恶者合之所喜必有违者矣。肝之性既违,则肝之气必□气欲上升,而湿下带青欲下降,两相牵掣,以停于中焦之间,而走于带脉,遂从阴器而出□□□青绿者,正以其乘肝木之气化也。"治宜疏肝解郁,清热利湿。方用加减逍遥散。傅氏曰:"解肝木之火,利膀胱之水□□□□□带病有去矣。"

傅氏认为赤带下是由于肝经郁积的邪火在内罩炽热燃烧,向卜制约脾土,脾土不能运化,致使湿热之气蕴积在带脉之间,湿热之气随着邪气下陷,同血一起向下排出而致。"夫赤带亦湿病,湿是土之气,宜见黄白之色,今不见黄白而见赤者,火热故也。火色赤,故带下亦赤耳。妇人忧思伤脾,又加郁怒伤肝,于是肝经之郁火内炽,下克脾土,脾土不能运化,致湿热之气蕴于带脉之间;而肝不藏血,亦渗于带脉之内,皆由脾气受伤,运化无力,湿热之气,随气下陷,同血俱下,所以似血非血之形象,现于其色也。"傅氏制方清肝止淋汤,以清除肝火而扶持脾气。

3)治带宜重肾火:傅氏曰"世之人有以黄带为脾之湿热,单去治脾而不得痊者,是不知真水、真火合成丹邪、元邪,绕于任脉、胞胎之间,而化此铃色也,单治脾何能痊乎! 法宜补任脉之虚,而清肾火之炎,则庶几矣。方用易黄汤"。傅氏认为,黄带下是由于肾阴肾阳藏绕于任脉的胞胎之间而化生为黄色,单治疗脾脏不能痊愈,应当补养任脉的虚弱,兼清肾脏的炎火,就可以达到目的了。傅氏制方易黄汤以治疗此症。

黑带下,傅氏认为是由于胃火太旺,又与命门、膀胱、三焦之火相合,日久熬干而变成了黑色,不带有什么寒气,而这样严重的病症,之所以没有导致达到发狂的地步,全是依赖肾水和肺金没有病,用它生命不息之气,滋润心脏、帮助胃部起到救助的作用。"此等之症,不至发狂者,全赖肾水与肺金无病,其生生不息之气,润心济胃以救之耳,所以但成黑带之症,是火结于下而不炎于上也。"治疗以宣泻邪火为主,火热退而湿自除。傅氏制方用利火汤,方中有黄连、石膏、栀子、知母一类寒凉药品,再加入大黄,就能将邪火迅速清除。(杨春旭 2008 年第 11 期《河南中医》)

(4)验案:

案 1

廖某,女,30 岁,2003 年 11 月 5 日初诊。患者半年来白带量多、无臭无色,尤以午睡时带如水泻,醒后则减少,面色无华,神疲乏力,舌淡、苔白,脉细弱。B 超检查示:子宫及双侧附件无异常,妇检亦正常。证属中气下陷,脾虚带下。治宜补中益气,健脾止带。方用补中益气汤加味。

处方:党参、黄芪、白术、海螵蛸各 30 克,陈皮、杜仲、白芍各 10 克,当归、枳壳、山茱萸各 12 克,升麻、柴胡、炙甘草各 6 克,附子 4 克,山药 20 克。

每天 1 剂,水煎,分 3 次温服。

服 3 剂,带下量明显减少,精神好转,方药对症,继服 10 剂,诸证悉除。随访 1 个未复发。

按:本例带下病乃脾胃气虚,气不摄津,清浊不分,故带下如水泻。中气不足则神疲乏力,面色无华,舌淡、苔白,脉细弱均为气虚之症。治宜补益中气,升阳化湿止带。方中以党参、白术、黄芪、炙甘草、山药补气健脾,化湿止带;柴胡、升麻升阳除湿,加枳壳降气,则升降相因,以复气机之枢;当归、白芍理血,与益气药配伍则气血并调;白芍、山茱萸味酸,合海螵蛸共奏收涩止带之功;陈皮理气防补药之滞;杜仲、附子补肾,与健脾药相配,则先后天并调,以治病之本,少量附子能温振阳气,促生气血,并能激发机体潜在的抗病能力。(熊竹林 2005 年第 4 期《新中医》)

案 2

患者某,女,41 岁。因白带量多,伴异味 1 个月来诊。伴足后跟痛、脱发,舌质淡、苔白腻,脉细滑。诊为带下病,肾虚挟湿。

处方:薏苡仁、茯苓、猪苓、泽泻各 30 克,菟丝子 20 克,桑寄生 15 克,续断、苍术、黄柏、怀牛膝、白术各 10 克,甘草 6 克。

2 天 1 剂,连服 4 剂后,患者症状明显改善。

按：《灵枢·五癃津液别论》曰："津液各走其道……其流而不行者为液,在女子生理常态中。二七肾气盛,天癸泌至带下始见,肾气平均发育成熟,带下津津常润……绝经后肾气渐衰、真阴渐衰,天癸竭止,月经断绝,带下也干涸,阴中失润。"带下的出现,泌淖或涸竭,以及其量、色、质的变化如同肾气主司月经一样,皆有常度。任脉为病,女子带下瘕聚,湿邪外溢,即带浊,带下俱湿证。脾肾功能失常也是发病的内在条件,任脉损伤、带脉失约是带下病的核心机理。故临床治疗带下病多从脾、从肾论治。寿胎丸方中的阿胶因嫌其滋腻,不利燥湿,故一般不用。本方有补肾填精之功效,和四妙丸清热利湿,和四苓散以增强利湿之功效。(袁静,尹维东2007年第7期《中国实用乡村医生杂志》)

案 3

王某,女,36 岁,2007 年 7 月 22 日初诊。患者于 3 年前因行人流术而患急性盆腔炎,未彻底治愈,3 年来,带下量多色白,少腹时时隐痛,经期加重,腰膝酸软,纳食较差,大便时有溏泻,久治罔效。刻诊:时值经期第 2 天,小腹胀痛下坠,压痛明显,经来不畅,伴有血块,神疲乏力,面色萎黄,舌淡暗、苔腻,脉弦数。诊为肝脾失和,气滞血瘀。

处方:当归 15 克,炒白芍 20 克,川芎 10 克,炒白术 15 克,云茯苓 15 克,泽泻 10 克,泽兰 15 克,延胡索 15 克,醋香附 10 克,益母草 30 克。

3 剂,每日 1 剂,水煎服。

二诊:药后经来畅,腹痛减,月经已净,白带仍多,少腹仍有压痛,脉沉弦。

处方:炒白芍 20 克,当归 15 克,川芎 6 克,白术 15 克,茯苓 15 克,泽泻 10 克,延胡索 10 克,醋香附 10 克,甘草 6 克。

6 剂,每日 1 剂,水煎服。

三诊:自诉上药服完,白带正常,腹已不痛,纳食增加,体力渐好。处原方 15 剂以巩固疗效。

后经妇科检查,宫体正常,无压痛,双侧附件未扪及异常,3 年旧疾已告痊愈,随访 2 年再无复发。

按:本证带下,属西医慢性盆腔炎范畴。笔者认为本证病位在肝、脾、盆腔(冲任、胞宫);病因为人流宫腔操作,致邪毒浸淫胞宫、冲任,伤及肝脾;病机是盆腔胞脉瘀阻,气血失和,肝脾失调,内生湿热瘀毒反复搏结,凝聚盆腔。病机的关键是:病程日久,病邪久伏,反复发作,使正气受损,虚实夹杂,病症多端。辨证属肝脾失和,气滞血瘀。治以健脾利湿,化瘀止痛之法。方选仲师之当归芍药散加减。方中重用白芍柔肝、养肝而止痛;当归、川芎养血调肝,又可活血;白术、茯苓健脾益气;泽泻淡渗利湿;延胡索、香附理气止痛。诸药合用,可使肝郁得疏,肝血得养,脾土得健,气血得和,湿毒自去而带下得止,腹痛得除。(李耀清2009年第6期《光明中医》)

案4

李某,女,41岁,2004年4月7日初诊。患者平素体弱,带下多且赤白兼夹2年余。曾多方求治,诊为附件炎,予抗生素治疗无好转。患者月经尚正常,小便不利,常面肢浮肿,劳累后加重,平素口干喜热饮,大便干结,面色苍白,乏力,舌胖淡、边有瘀斑、苔薄,脉细。尿常规、白带常规、妇检均无异常。子宫输卵管造影示:左侧输卵管积水,未见器质性病变。证属水血不调,带脉失约。治宜祛瘀逐水,益气止带。方用桂枝茯苓丸加减。

处方:桂枝、赤芍、白术各10克,党参、益母草各30克,茯苓15克,桃仁9克,瞿麦12克。

每天1剂,水煎服。

连服15剂,带下及面浮肿好转,守方加黄芪、石韦、冬葵子,调治半个月,诸证悉平。随访1年未复发,复查B超未见输卵管积水。

按:本例患者带下多、赤白相兼缠绵不愈2年,积久不愈,必有瘀血。水湿内停,气机不畅,可形成血脉瘀滞;而瘀血内阻,又可促使气机阻滞,加重水湿潴留;带下失约,水湿下注,夹瘀血故成赤白色。故以桂枝茯苓丸逐瘀导水,重用茯苓以增强利水之力;加党参、白术益气健脾以止带;益母草、瞿麦活血祛瘀利水。诸药合用,共奏健脾止带、活血祛瘀之功。(2005年第6期《新中医》)

案5

患者某,女,48岁,2004年9月5日就诊。患带下2年,带黄而秽,少腹胀痛,前阴时有拘急。伴心烦易怒,口苦便干。西医诊为盆腔炎、阴道炎,治时有效,停药症发如初。近半年又添一症,前阴并股胫内侧奇痒,逢白带多时尤甚。舌暗红、苔白厚而腻,脉细数。治以调畅肝经,清热化湿,佐以养血疏风为法。方用龙胆泻肝汤加减。

处方:龙胆草、生地黄、栀子、黄芩、白术、泽泻、车前子各12克,苦参、黄柏各20克,当归、赤芍各30克,柴胡、甘草、藁本、防风各6克。

水煎服,日1剂。

连服10剂,诸证基本消失。原方减量,再进5剂以善后,随访1年未复发。

按:肝脉"上腘内廉,循股阴,入毛中,环阴器,抵小腹",并与任脉有交汇之处,故胞宫、前阴之病与肝经病变可相互影响。患者由盆腔炎、阴道炎所致带下,病位正当胞脉与前阴,其瘙痒又循肝经皮部而起,究其病机,必为肝经湿热下注,入于胞脉,复溢于皮部,治用龙胆泻肝合调肝和血法获效。(索俊玲2007年第2期《山东中医杂志》)

案6

患者某,女,30岁。患慢性盆腔炎2年,抗感染治疗可缓解但易复发,间断性小腹隐痛下坠、腰困、带下量多,逢经期或劳累后易发。妇科检查:子宫后位、压痛,活动度受限、宫旁组织增厚、压痛明显。用桂枝茯苓丸加味治疗。

处方:牡丹皮、桃仁各10克,茯苓12克,桂枝6克,生薏苡仁、败酱草各30克,牛膝、川楝子、郁金、皂角刺、路路通、赤芍各15克。

上方每日1剂,水煎服,每次月经干净后3日开始服药。

连用20日为1个疗程,症状明显改善,按疗程共用60剂,症状消失,1年未复发。(曲安平2006年第4期《人人健康》)

案7

患者某,女,30岁,1989年5月6日初诊。带下量多、质稀色淡、无异味、缠绵不断,历时2年屡治无效,伴头晕,神疲倦怠,形寒怕冷,纳呆食少,每遇情志不畅则带下加重,舌质淡、苔白厚,脉濡细。证属脾胃虚寒,带脉失约。治宜温胃健脾,益气止带。

处方:吴茱萸10克,芡实10克,白芍15克,柴胡10克,党参30克,土白术18克,煅牡蛎20克,黄芪30克,大枣15克,生姜3片。

水煎服,每日1剂。

药进7剂,带下明显减少,精神好转。原方加减调理1个月,带下基本正常,诸证减轻,后以人参健脾丸巩固疗效。

按:本病例系因肝郁脾虚,带脉失约,经久不愈,耗气所致。故方用吴茱萸、党参、大枣、生姜温胃健脾;柴胡、白芍疏肝柔肝;芡实、煅牡蛎、黄芪益气收涩止带。(李红霞2009年第7期《中国中医药信息杂志》)

案8

张某,女,35岁,公司职员,2006年5月10日初诊。近1年来,小腹冷痛,腰骶部酸痛,妇检:子宫活动度受限;双侧附件触及条索状物,轻压则痛。劳累、遇冷、经期加重。月经量少、色暗,经期正常,舌质暗红,边有瘀斑。B超显示:子宫大小、形态正常,内膜居中厚约8毫米,基壁回声均质;双侧卵巢体积略大,形态正常,未见明显占位性病变;宫体后方见少量液性暗区,深约19毫米。提示:盆腔少量积液。曾采用多种方法治疗,症状时轻时重。近月余,诸证加重,影响正常工作,特来就诊。诊为慢性盆腔炎(宫寒血瘀型)。方用少腹逐瘀汤。

处方:当归15克,没药10克,赤芍9克,川芎12克,延胡索10克,五灵脂9克,蒲黄10克,小茴香10克,炮姜6克,官肉桂9克。

上方治疗2个疗程,诸证消失,随访1年未复发。

按:少腹逐瘀汤由清代名医王清任首创,见载于《医林改错》。具有活血化瘀、温经止痛之功。运用于一切血瘀有寒(宫寒血瘀)妇科疾病。现代医学认为:本方可抑制红细胞和血小板聚集,降低血液黏度,改善血液循环,增强吞噬细胞的吞噬功能,促进炎症的消退及增生性病变的软化和吸收,使慢性盆腔炎临床症状及体征消失或改善。(左新香2009年第16期《社区医学杂志》)

案9

杨某,女,42岁。带下清稀量多,年余未愈,曾服中药数剂。皆屡投完带汤、参苓白术之类而罔效。刻诊:带下清稀色白,少腹隐隐作痛,腰痛膝软。四肢不温,面黄头昏,舌质淡红、苔薄白,脉沉细。证属肾阳亏虚,带脉失约。治宜温阳纳肾,固任涩带。

处方:鹿角霜12克,熟地黄12克,怀山药15克,泽泻12克,紫石英12克,巴戟天15克,淫羊藿12克,山茱萸12克,赤石脂12克,茯苓12克,乌贼骨12克,菟丝子15克,桑寄生12克。

服20剂后症状显减。继服5剂而愈。

按:《傅青主女科》云:"带脉通于任督,任督病而带脉始病,故任脉病带,责之于阴;督脉病带,责之于阳。"治宜滋养肾阴,温补肾阳。张教授对肾阳不足、带下日久不愈,清稀色白,形寒肢冷,腰酸背痛,面色少华者治以温养肾阳、固任涩带之法,善守金匮肾气丸化裁治之,尤喜用鹿角霜、紫石英、赤石脂、乌贼骨温肾涩带之品,每获良效。

案10

李某,女,38岁。带下绵绵,量多清稀如水3个月,神疲乏力,食少便溏,面色苍白,少腹坠胀,腰酸膝软。舌质淡、苔薄白,脉细弱。证属脾气虚弱,带脉失约。治宜健脾运湿止带。

处方:炙黄芪30克,潞党参12克,苍术12克,白术12克,薏苡仁30克,山药

25 克,白扁豆 15 克,升麻 12 克,茯苓 12 克,炙甘草 10 克,金樱子 12 克,煅龙骨 20 克,煅牡蛎 20 克。

服 10 剂,带下量减症除。继进 5 剂后带下止,诸证悉愈。

按:脾主运化水湿,脾虚失运,则湿盛中焦,水谷不化,不能上输以生气血,聚而成湿,流于下焦,伤及任带二脉则为带下。故见带下绵绵,色白或清稀如水,或量多而不时注下,无异味,食少便溏,面色苍白,畏寒怕冷,四肢欠温,体乏无力,舌淡苔白,脉细。常用完带汤加减。而重用苍术、白术、山药、薏苡仁以健脾胜湿,每每获效。如兼见气短、乏力等脾肺虚证者,多选用参苓白术散化裁。如心脾两虚者,当以归脾汤增减,重用炙黄芪、升麻,以达升清化浊之效。亦可选加煅龙骨、煅牡蛎、芡实、金樱子等以固涩止带。

案 11

李某,女,36 岁。带下色黄腥臭、质稠半月余,外阴瘙痒,口干口苦,两胁胀痛,易怒,舌质红、苔黄腻,脉弦数。此乃肝胆湿热下注而致。方用易黄汤化裁。

处方:芡实 15 克,炒黄柏 12 克,炒栀子 12 克,车前子 15 克,淡黄芩 12 克,生地黄 12 克,泽泻 2 克,椿根皮 15 克,细木通 12 克,败酱草 20 克,生甘草 10 克,薏苡仁 25 克,白果 10 克。

服药 10 剂,诸证全消。

按:诸经湿热,皆可使带脉无权,症见带下浓稠腥臭或黄白相间,少腹胀痛。阴部湿痒、小溲黄赤、时有灼热感,心烦燥热,舌红、苔黄腻,脉弦数。治宜清湿利热,化湿止带。主方可选易黄汤化裁。《温病条辨》亦云:"下焦丧失,皆腥臭脂膏,即以腥臭脂膏补之。"故常合用鱼腥草、败酱草、椿根皮、土茯苓等腥臭之品,直达下焦;兼阴痒或外阴肿痛者加苦参、木通、龙胆草、金银花。重剂苦寒,又恐伤脾阳,故常少佐砂仁、白豆蔻,收效颇佳。

案 12

孙某,女,34 岁。人工流产半月后,带下秽浊、灼热味腥、质地浓稠、时带血丝,腰膝酸痛,少腹隐痛,小便艰涩,口干心烦,舌红、苔黄腻,脉滑。证属湿热侵入胞宫,日久致成瘀毒。治宜清热除湿,化瘀解毒。

处方:当归 12 克,浙贝母 15 克,苦参 15 克,制大黄 6 克,炒黄芩 12 克,川黄连 3 克,土茯苓 20 克,鱼腥草 20 克,薏苡仁 20 克,赤芍 15 克,红花 10 克,车前子 15 克,女贞子 15 克,墨旱莲 15 克。

连服 10 剂,带下止,诸证悉平。(张东鸣 2009 年第 11 期《医学信息》)

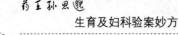
案 13

周某,女,36 岁,2007 年 9 月 1 日初诊。病史:1 年多来带下量多,黄浊黏稠,有腥臭味,有时外阴瘙痒,灼热疼痛不舒感,少腹作胀,小溲黄赤,大便时干时稀,纳差,夜寐亦差。曾在外院多次治疗,诊断为滴虫性阴道炎。近半个月来症状加重。舌苔黄腻,脉弦,妇检提示:宫颈糜烂Ⅲ度;白带常规:白细胞(+++),脓细胞(++),查见滴虫。辨证:带下病(湿热带下),系湿热蕴结于下焦,兼虫蚀阴中。西医诊断:滴虫性阴道炎。治法:清利湿热,杀虫止痒。

处方:草薢 15 克,鸡冠花 15 克,炒椿皮 10 克,薏苡仁 30 克,泽泻 10 克,白芷 9 克,炒山药 15 克,墓头回 10 克,苦参 15 克,黄柏 9 克,生甘草 6 克,白鲜皮 15 克,地肤子 15 克,土茯苓 30 克,车前子 15 克,车前草 15 克,蒲公英 30 克,赤芍 15 克。

7 剂,水煎服。另嘱每晚睡前用四味洗剂(忍冬藤 30 克,白鲜皮 30 克,地肤子 30 克,蛇床子 30 克。将 4 味药用纱布或白布宽松地包扎好,加水 2 500～3 000 毫升,煎煮 30 分钟后捞出药袋,滤净药汁,倒进干净盆内,将研为极细末的冰片溶化于药液中,先熏后洗,每日 1～2 次)坐浴后,用甲硝唑栓剂塞入阴道,夫妻双方同服甲硝唑片 1 周。

9 月 9 日二诊:用药 1 周,诸证明显好转,阴痒已止,带下减少,纳增寐佳,效不更方,因经期将届,服 5 剂,嘱经期停用外洗方。

9 月 20 日三诊:月经于 9 月 12 日潮,经量中,5 天净,近 2 天白带不多,色黄白相间,无阴痒。复查白带常规示:白细胞(++),上皮细胞(+),未查见滴虫霉菌。舌苔薄黄,脉缓,证属热毒虫邪已除,余湿未清,仍用 9 月 1 日方加炒苍术、炒白术、车前子、茯苓各 9 克。7 剂,每日 1 剂,水煎服。该患者在复诊时守原方加减,共服药 30 余剂而愈,未复发。

案 14

胡某,女,45 岁,2007 年 5 月 14 日初诊。病史:近 3～4 年来,经常性带下黄白,量时多时少,缠绵不愈,自觉纳寐差,易疲劳,精神不振,腰膝酸痛无力,月经按时来潮,但量少色淡,经期延长,多次妇检诊断为阴道炎,白带常规检查:白细胞(++～+++),未查见滴虫霉菌,虽经多次治疗效果不满意。今妇检宫颈糜烂Ⅱ度,白带常规示:白细胞(+++),上皮细胞(++),舌淡红、苔薄黄,脉细缓。辨证:脾虚带下,系湿困脾土,下注胞宫。治法:健脾化湿。

处方:薏苡仁 30 克,炒山药 15 克,苏芡实 15 克,炒苍术 9 克,炒白术 9 克,茯苓 9 克,乌贼骨 15 克,炒白芍 15 克,鸡冠花 15 克,法半夏 9 克,生甘草 6 克,炒杜仲 15

克,炒川续断 15 克,桑寄生 15 克,炒扁豆 15 克,砂仁 6 克,白豆蔻 6 克。

7 剂,水煎服。

5 月 22 日二诊:服药之后,带下明显减少,腰酸痛症状缓解,纳谷已香,但仍夜寐梦扰。守原方加酸枣仁 15 克、合欢花 9 克。7 剂。

三诊:症状基本消失,继守原方巩固,愈后随访一直正常。(吴玲 2008 年第 5 期《中医药临床杂志》)

案 15

患者某,女,34 岁,于 2005 年 3 月 6 日初诊。见其人体胖而肤色黄暗欠润,生一男孩已 6 岁,避孕一直至今,但带下颇多,已近 5 年,其色白如涕,其味腥臭,腰背酸软,乏力欲卧,口淡无味,头昏神疲,脉濡细滑,观舌见其苔薄白、根稍腻。曾用西药复方磺胺甲噁唑和甲硝唑,外用 3 克高锰酸钾粉 1:5 000 坐浴,给药 2 周,效果不显,故改用中药健脾化湿的胃苓汤加减。

处方:党参 15 克,苍术 12 克,白术 12 克,半夏 6 克,猪苓 12 克,茯苓 12 克,泽泻 12 克,桂枝 3 克,薏苡仁 12 克,金樱子 10 克,芡实 20 克,甘草 3 克。

二诊:大有好转,前方去桂枝 3 克、半夏 6 克,加牡蛎(先煎)3 克、车前子(包煎)10 克,又 5 剂,服后至今未见带下。

按:脾恶湿主升,脾主肌肉。其人虽形体丰,但色欠润,脾不健则湿无从化,因而下迫任带,带脉始病,故白带如注。方取胃苓汤,为补气行水,气行则水亦行,二术二苓薏苡仁、半夏燥湿健脾,加金樱子、芡实为固摄,同时芡实又为治带之圣药,因而脾健湿祛,任带得充,约束有力。

案 16

患者某,女,36 岁,2007 年 10 月 8 日来诊。主诉:因某次经行时,行房后,自觉小便痛,带下连绵,其色黄如绿脓,腐臭难闻,口苦咽干,夜卧不安,其小便短而赤色,外阴稍红肿,其内奇痒不堪,脉弦滑带数,苔黄腻。证属热湿内遏,残而不清之物在宫腔腐败。妇检示:外阴红肿,盆腔炎症较重,先给西药抗菌消炎,药用福星必妥 0.11 克,加 5% 葡萄糖盐水 500 毫升,0.2% 甲硝唑 100 毫升,静脉滴注治疗 1 周,小腹酸痛好转,小便色略转淡,外阴不红不肿,惟带下如注,色泽不变,阴痒仍然。改用中药,拟清热解毒,化湿止带。仿《妇科五天》二黄三白丸加减,以观进退。

处方:黄连 5 克,黄柏 6 克,白术 10 克,酒炒侧柏叶 15 克,椿根皮 12 克,野菊花 10 克,红藤 24 克,鱼腥草 15 克,白芍 12 克,牛膝 12 克,甘草 3 克。

先后给 15 剂,其症消失。

外用:百部 15 克,蛇床子 15 克,半枝莲 15 克,生大黄 10 克,苦参 15 克,土茯苓 15 克。煎水,坐浴 1 日 1 次,连用 15 天,阴痒已止。

按:此案例患者为脾失健运,湿浊之物从胞宫排出,流出阴户之外。虽然采用了西药抗菌消炎治疗,但其效不显,故改投中药清热化湿,其湿祛热毒亦除则黄带愈矣。因经行同房,其湿毒之邪乘虚而入,久而蕴过,湿毒较深,故用二黄三白丸以清热解毒。但其方中苦参之品较重,中病即止,以防败胃,更用鱼腥草其味同气相求,直达病所,故收良效。(朱红梅 2009 年第 2 期《世界中医药》)

案 17

患者某,女,32 岁,2000 年 10 月 8 日初诊。带下量多 2 年。自结扎术后,就感带下量多,终日不断,每逢经期更甚,色淡白、质稀,伴腰酸沉重,小腹胀痛下坠,经期先后不定,头晕,目眩,大便不调,食少神疲,胆怯易惊。曾就诊于某院,妇科检查示:宫颈炎。给予金鸡冲剂、白带丸治疗无效。患者素有胆囊炎病史。舌淡红、苔白,脉弦细。诸证合参,辨证为肝郁失疏,脾虚不运,带脉失约。给予痛泻要方加味。

处方:白术 15 克,防风 10 克,白芍 15 克,陈皮 12 克,柴胡 10 克,升麻 6 克,黄芪 15 克,茯苓 10 克,山药 15 克,车前子(包)15 克,草薢 18 克。

水煎服,每日 1 剂,并给予醋酸氯己定栓剂外用。

服药 5 剂,带下量明显减少,上方稍事加减,共服药 18 剂,带下正常,月经如期,妇科检查正常,病告痊愈。

按:《女科经论》曾云:"白带多是脾虚,肝气郁则脾受伤,脾伤则湿土之气下陷,是脾精不守,不能输为荣血,而下白滑之物,皆由肝木郁于地中使然,法当开提肝气,补助脾元。"故选用痛泻要方疏肝健脾,加黄芪、茯苓、山药益气助运化湿;柴胡、升麻疏肝升提;车前子、草薢利湿止带。诸药相合,使肝疏脾健,带脉起约,而使带下止,腹胁胀痛消失。(郭宗英,边瑞宏,张闽华 2005 年第 7 期《山东中医杂志》)

案 18

刘某某,女,36 岁,工人,2004 年 4 月 6 日初诊。患者述近 2 个月白带明显增多、色白、质清稀,每日必更内裤,伴外阴不适,少腹下坠,腰酸腿软,舌质淡、边有齿痕、苔白,脉缓。拟养血活血、健脾利湿、补肾止带之法。方用当归芍药散加味。

处方:当归 12 克,生白芍 12 克,川芎 10 克,土茯苓 15 克,白术 12 克,泽泻 15 克,薏苡仁 15 克,生山药 15 克,升麻 6 克,鹿角霜 15 克,焦杜仲 15 克,菟丝子 15

克。

6 剂，水煎服，每日 1 剂。

4 月 12 日复诊：患者述服上方 6 剂后，带下明显减少，诸证减轻，效不更方，上方再服 6 剂，以巩固疗效。

4 月 19 日复诊：患者述带下正常，诸证消失。嘱患者每日上午服补中益气丸 1 丸，下午服六味地黄丸 1 丸，补益脾肾，预防复发。

按：带下俱是湿证，不少医家主张用完带汤治疗，而笔者喜用当归芍药散加减治疗，当归芍药散中当归、白芍、川芎养血活血；茯苓、白术、泽泻健脾利水。全方有活血行水、水血同治之功。通过适当加减，功效优于完带汤，本案例即可验证此一点。（龚长根 2008 年第 6 期《光明中医》）

案 19

患者某，女，36 岁，2004 年 12 月 17 日初诊。少腹隐痛 1 年，胀坠感，腰酸痛，月经期胀痛加重，白带多伴黄带，舌淡红、苔薄白，脉沉细。妇科检查：宫体固定，稍后倾，难活动，双侧附件可扪及索状物。辨证属脾肾两虚，湿注下焦，蕴而化热。治则：补益脾肾，收涩止带，佐以理气清热。

处方：黄芪 15 克，当归 12 克，川芎 9 克，赤芍 12 克，延胡索 9 克，蒲黄 6 克，黄柏 12 克，海螵蛸 15 克，山药 30 克，小茴香 6 克。

水煎服，日 1 剂，分早晚服。

服药 6 剂后腰痛消失，腹部无压痛，白带基本正常，嘱其再服 6 剂以善其后。（李乃桂 2006 年第 2 期《山东中医杂志》）

附：孙思邈治疗带下方

论曰：诸方说三十六疾者，十二、九痛、七害、五伤、三痼不通是也。何谓十二，是所下之物，一曰状如膏，二曰如黑血，三曰如紫汁，四曰如赤肉，五曰如腕痈，六曰如豆汁，七曰如葵羹，八曰如凝血，九曰如清血、血似水，十曰如米泔，十一曰如月浣乍前乍却，十二曰经度不应期也。何谓九痛？一曰阴中痛伤，二曰阴中淋沥痛，三曰小便即痛，四曰寒冷痛，五曰经来即腹中痛，六曰气满痛，七曰汁出阴中如有虫啮痛，八曰胁下分痛，九曰腰胯痛。何谓七害？一曰窍孔痛不利，二曰中寒热痛，三曰小腹急坚痛，四曰脏不仁，五曰子门不端引背痛，六曰月浣乍多乍少，七曰害吐。何谓五伤？一曰两胁支满痛，二曰心痛引胁，三曰气结不通，四曰邪思泄利，五曰前后痼寒。何谓三痼？一曰嬴瘦不生肌肤，二曰绝产乳，三曰经水闭塞，病有异同具治之方。

治女人三十六疾方

●白垩丸

白垩、龙骨、芍药各十八铢，黄连、当归、茯苓、黄芩、瞿麦、白蔹、石韦、甘草、牡蛎、细辛、附子、禹余粮、白石脂、人参、乌贼骨、藁本、甘皮、大黄各半两。

上二十一味为末，蜜和丸如梧子大，空腹饮服十丸，日再，不知加之，二十日知，一月百病除。若十二癥，倍牡蛎、禹余粮、乌贼骨、白石脂、龙骨。若九痛，倍黄连、白蔹、甘草、当归。若七害，倍细辛、藁本、甘皮，加椒、茱萸各一两。若五伤，倍大黄、石韦、瞿麦。若三痼，倍人参，加赤石脂、矾石、巴戟天各半两。合药时随病增减之。

治女人腹中十二疾，一曰经水不时，二曰经来如清水，三曰经水不通，四曰不周时，五曰生不乳，六曰绝无子，七曰阴阳减少，八曰腹苦痛如刺，九曰阴中冷，十曰子门相引痛，十一曰经来冻如葵汁状，十二曰腰急痛。凡此十二病，得之时，因与夫卧起，月经不去，或卧湿冷地，及以冷水洗浴，当时取快，而后生百病，或疮痍未瘥，便合阴阳，及起早作劳，衣单席薄，寒从下入方

●赤石脂丸

赤石脂、半夏各一两六铢，川椒、干姜、吴茱萸、当归、桂心、丹参、白蔹、防风各一两，藜芦半两。

上十一味为末，蜜和丸如梧子大，每日空心酒服十丸，日三，不知稍加，以知为度。

治妇人三十六疾，胞中痛，漏下赤白方

●白石脂丸

白石脂、乌贼骨、禹余粮、牡蛎各十八铢，赤石脂、干地黄、干姜、龙骨、桂心、石韦、白蔹、细辛、芍药、黄连、附子、当归、黄芩、川椒、钟乳、白芷、川芎、甘草各半两。

上二十二味为末，蜜和丸如梧子大，每日空心酒下十五丸，日再。

治带下五贲；一曰热病下血；二曰寒热下血；三曰经脉未断，为房事则血漏；四曰经赤举重，伤任脉下重；五曰产后脏开经利。五贲之病，外实内虚方

●小牛角䚡散

牛角䚡(烧令赤)一枚，鹿茸、禹余粮、当归、干姜、续断各二两，阿胶三两，乌贼骨、龙骨各一两，赤小豆二升。

上十味治下筛，空腹以酒服方寸匕，日三。(《千金翼方》无鹿茸，乌贼骨)

●龙骨散

治淳下十二病绝产,一曰白带,二曰赤带,三曰经水不利,四曰阴胎,五曰子脏坚,六曰脏癖,七曰阴阳患病痛,八曰内强,九曰腹寒,十曰脏闭,十一曰五脏酸痛,十二曰梦与鬼交,宜服之

龙骨三两、黄柏、半夏、灶中黄土、桂心、干姜各二两,石韦、滑石各一两,乌贼骨、代赭各四两,白僵蚕五枚。

上十一味治下筛,酒服方寸匕,日三,白多者加乌贼骨、僵蚕各二两,赤多者加代赭五两,小腹冷加黄柏二两,子脏坚加干姜、桂心各二两。以上各随病增之,服药三月有子即住药,药太过多生两子,当审方取好药。寡妇童女不可妄服。

●治女子带下诸病方

大黄(蒸三斗米下)、附子、茯苓、牡蒙、牡丹、桔梗、葶苈各三两,浓朴、川芎、人参、当归、虻虫、川椒、吴茱萸、柴胡、干姜、桂心各半两,细辛二两半。

上十八味为末,蜜和丸如梧子大,每日空心酒服二丸,不知加之,以腹中温温为度。(一本有麻子、泽兰,无川椒、葶苈)

●治带下百病无子,服药十四日下血,二十日下长虫及青黄汁出,三十日病除,五十日肥白方

大黄(破如豆粒,熬令黑色)、柴胡、朴硝各一斤,川芎五两,干姜、川椒各一升。

上七味为末,蜜和丸如梧子大,先食米饮服七丸,不知加至十丸,以知为度。

●治带下方

枸杞根一升,生地黄五升。

上二味咬咀,以酒一斗,煮取五升,分为三服。

●治妇人及女子赤白带下方

禹余粮、当归、川芎各一两半,赤石脂、白石脂、阿胶、龙骨、石韦各一两六铢,乌贼骨、黄柏、白蔹、黄芩(一用黄连)、续断、桑耳、牡蛎各一两。

上十五味为末,蜜和丸如梧子大,空心饮下十五丸,日再,加至三十丸为度。

治女人下焦寒冷,成带下赤白浣方

●白马蹄丸

白马蹄、鳖甲、附子、龟甲、川椒各一两,磁石、甘草、杜仲、当归、续断、萆薢、禹余粮、桑耳、川芎、鲤鱼甲各二两。

上十五味为末,蜜和丸如梧子大,以酒服十丸,加至三十丸,日三服。(一本无龟甲)

治带下方(下白者取白马,下赤者取赤马,随色取之。)

● 白马散

白马二两,龟甲四两,鳖甲十八铢,牡蛎一两十八铢。

上四味下筛,空心酒下方寸匕,日三服,加至一匕半。

● 治五色带下方

又方　烧马左蹄为末,以酒服方寸匕,日三服。

又方　烧狗头和毛皮骨为末,以酒服方寸匕。

又方　煮甑带汁服一杯良。

又方　烧马蹄护干为末,酒服方寸匕,日三。

月经病

月经病是以月经的周期、经期、经量、经色、经质等发生异常,或伴随月经周期,或于经断前后出现明显不适症状为特征的疾病。常见的月经病有:月经先期,月经后期,月经先后不定期,月经过多,月经过少,经期延长,经间期出血(这七个病属月经不调),崩漏,痛经,闭经,经行前后诸证,绝经前后诸证等。

1. 月经先期

月经周期提前7天以上,甚至10余日1行,连续2个周期以上者,称为"月经先期"。西医功能失调性子宫出血和盆腔炎引起的月经提前可按本病治疗。

(1)病因病机:历代医家多从阳旺、血热立论治疗月经先期,如《校注妇人良方·调经门·王子亨方论》说:"阳太过则先期而至",《景岳全书·妇人规·经脉类》亦认为"凡血热者,多有先期而至"等。月经先期以血热为多,热有实热或虚热。由于素体阳盛、过食辛燥、外感热邪、环境过热等实热(阳热)使冲任得热,热伏冲任,热扰冲任,血海不宁发为先期,伴见量多;或由于郁怒伤肝,木火妄动,疏泄过度,肝郁血热扰及冲任,血遂妄行,此二者为实热。因素体阴虚、失血伤阴、久病失养、多产房劳等可伤阴,阴液亏损,虚热内生,热扰冲任,经血失其固摄而先期而下。同时,气虚也是月经先期、量多的常见病机,脾肾气虚亦可见。体质虚弱、饮食不节、劳累过度、思虑过多等可伤脾,脾虚气陷,统摄无权而妄溢使月经先期而来;或因先天肾气不充、多次流产伤肾、断经前肾气渐衰等,肾气不固,封藏失司,冲任失于制约,经血下溢而为月经先期。因此,临床辨证时当分清标本,知常达变,不能仅以热来考虑,除着重月经周期提前以外,必须结合月经的量、色、质及全身的兼证,参合脉症来辨证。该病病变初期,多由血热所致,热伏冲任,迫血妄行,或热扰冲任,血海不宁,导致月经先期量多,治疗重在清热凉血,调经止血。因频繁出血耗伤阴血,故治疗当知常达变,防其耗伤阴血,在泻热的同时注意顾护阴液,使月经一旬一至,经量适中。

(2)辨证分型:

1)气虚:可分为脾气虚和肾气虚。

脾气虚:素体虚弱,或劳力过度,忧思不解,饮食失节,损伤脾气,脾伤则中气虚弱,冲任不固,不能统摄经血,故月经提前而至。

肾气虚:房劳多产,或久病伤肾,肾气虚弱,肾虚则冲任不固,不能制约经血,遂致月经提前而至。

2)血热:可分阴虚热、阳盛血热和肝郁化热。

阴虚血热:素体阴虚,或失血伤阴,产多乳众,耗损精血,或思虑过度,营阴暗耗,阴血虚热内生,热扰冲任,冲任不固,不能制约经血,遂致月经提前而至。

阳盛血热:素体阳盛,或过食温燥、辛辣之品,或感受热邪,热伤冲任,迫血妄行,遂致月经提前而至。

肝郁化热:素性抑郁,或情志内伤,抑郁不乐,肝气郁结,郁久化热,热伤冲任,迫血妄行,遂致月经提前而至。

(3)辨证论治:

1)脾气虚证:

证候:周期提前,或兼量多、色淡质稀,神疲肢倦,气短懒言,小腹空坠,纳少便溏,舌淡红、苔薄白,脉缓弱。

治则:补脾益气,固冲调经。

2)肾气虚证:

证候:周期提前,量少、色淡暗、质清稀,腰酸腿软,头晕耳鸣,小便频数,面色晦暗或有暗斑,舌淡暗、苔薄白,脉沉细。

治则:补肾益气,固冲调经。

3)阴虚血热证:

证候:经期提前,量少、色红质稠,颧赤唇红,手足心热,咽干口燥,舌红、苔少,脉细数。

治则:养阴清热,凉血调经。

4)阳盛血热证:

证候:经期提前,量多、色紫红、质稠,心胸烦闷,渴喜冷饮,大便燥结,小便短赤,面色红赤,舌红、苔黄,脉滑数。

治则:清热降火,凉血调经。

5)肝郁化热证:

证候:经期提前,量多或少、经色紫红、质稠有块,经前乳房、胸胁、少腹胀痛,烦躁易怒,口苦咽干,舌红、苔黄,脉弦数。

治则:清肝解郁,凉血调经。

(4)验案:

案1

于某,女,35岁,2006年10月15日初诊。自诉自夏秋之际,月经提前,每10~15天1行,色淡量多,经县医院妇科检查子宫无器质性病变,服乌鸡白凤丸、当归丸、女金丹、花红片等效果不著,遂来本院就诊。查患者面色少华,头晕心悸梦多,四肢困倦,疲乏无力,纳差便溏,白带多,口淡无味,素好食瓜果,舌质淡、苔白腻,脉细弱无力。每因月经来潮以上症状加重,伴腰际酸困,此乃脾虚湿困。摄纳无力,而致冲任不固、月经失调之候。治宜补脾益气,利湿健脾,以固冲任。方选补中益气汤和苓桂术甘汤加味调理。

处方:党参、黄芪、炒白术、茯苓、桂枝各15克,升麻6克,柴胡、当归、陈皮、阿胶各10克,炙甘草5克。

水煎服,1日1剂。

6剂后,经行止,纳食增,睡眠实,苔薄腻,经行止。续服原方,去阿胶,加焦山楂、枳壳、麦芽各10克,20剂,诸证消失。停药后,随访1年无复发。

按:本例夏秋之间经期提前,乃因夏秋湿盛,湿邪困阻脾阳,复因过食生冷瓜果,伤及脾阳,脾失健运,统摄无权,冲任不固,而致月经提前。故方选补中益气汤健脾益气,佐以苓桂术甘汤健脾利湿,焦山楂、枳壳、麦芽和胃。诸药合用,使脾气健、水湿化、冲任固、经血调,故能收效。(石新勇2008年第11期《实用中医内科杂志》)

案2

王某,女,26岁,未婚,2008年4月8日初诊。既往月经尚规律,26~28天1行,经量经期均正常,无经行不适。近1年来,无明显诱因月经提前9~12天,色鲜红、量较平素少、质黏稠时夹小血块,经行伴腰酸乏力,7天干净。白带无异常,现正值经期,量少、色红、质稠,腰酸乏力,心烦口渴,眠差多梦,舌红少津,脉细数无力。以加味保阴煎为治。

处方:熟地黄、白芍、黄芩、炒黄柏、炙甘草、远志、五味子、淫羊藿各12克,山药、炒续断、生地黄各15克,炙黄芪、菟丝子各30克。

治疗1个疗程。月经于月经周期的第28天来潮,月经量较前稍多,7天净。再连用2个疗程后,半年随访,月经周期、经量、经期均正常。

按:气阴两虚之月经先期,乃因阴亏生热,热伏冲任,下扰血海,血海不宁而迫行,则经血早泄;又因气能生血、行血及摄血,若其亏虚则血无以化生,且其运行及统摄失司,而经血先行且量少,故应滋阴益气以安血。《素问·上古天真论篇》指出:"肾者,主水,受五脏六腑之精而藏之。"肾既藏先天之精,又藏后天之精,为生殖发育之源。精能生血,血能化精,精血同源而互相资生,成为月经的基本物质,故月经的产生是以肾为主导,且肾阴为一身阴气之源,故调经之本在肾,补肾以填精血。方中生地黄清热凉血,养阴生津;熟地黄、白芍养血敛阴;黄芩、炒黄柏清热泻火,直折热邪;山药、炒续断、菟丝子、淫羊藿补肾以填精血;炙甘草、炙黄芪益气摄血;菟丝子益气生津,补肾宁心;五味子、远志交通心肾;甘草调和诸药。本方滋阴益气,清热凉血,兼顾补肾益气以填精血,故取得满意疗效。(盛文贞,刘金星2009年第10期《甘肃中医》)

2. 月经后期

月经周期错后7天以上,甚至于3~5个月1行,经期正常,连续2个周期以上者,称为"月经后期"。亦称"经期错后""经迟",西医称"月经稀发"。若每次仅延后3~5天,或偶然延后1次,下次仍如期来潮者,均不作月经后期论。此外,青春期月经初潮后1年内,或围绝经期,周期时有延后,而无其他证候者,不作病论。

(1)病因病机:中医学对月经后期的记载首见于汉代《金匮要略·妇人杂病脉症并治》,描述为"至期不来",认为正常月经的产生有赖于肝、脾、肾三脏功能协调,冲任气血调和,则月经按期而至。反之,如若三脏受损,即可发生月经病。其病因病机复杂,总以虚为主,肝、脾、肾三脏失衡为本,多为肝肾精血不足或劳倦伤脾,气血化源不足,致冲任亏损,血海不能如期满溢所致;虚实夹杂,痰湿与血瘀互结,客于胞宫脉络而发病。然而,至要枢机惟肾虚而已,或兼有痰湿阻滞,或兼有气滞血瘀。先天禀赋不足,或后天伤肾,造成肾的生理功能失常使肾的阴阳失衡,生精化气生血功能不足,冲任失养或不畅,或兼有痰湿阻滞,或兼有气滞血瘀,血海不能按时满溢,遂致月经后期而至。此类论述还可散见历代医家的专论记载。《陈素庵妇科补解·调经门·经水不通属肾虚津竭方论》曰："肾藏志,主受五脏之精……若房劳过度,则肾脏虚,虚则津液耗损……则胞脉闭而月事不来也。"正如《医学正传·妇人科》中曰："月经全凭肾水施化,肾水既乏,则经水日以干涸……减而至闭塞不通",即指若肾精亏虚,无精化血,经血匮乏,月经源流衰少,冲任失养,血海不能盈满,致月经后期甚至不行。《傅青主女科》亦强调了月经后期与肾水的关系,指出"经水出诸肾""经原非血,乃天一之水,出自肾中,是至阴之精而有至阳之气,故其色红似血,而实非血""肾水本虚,何能盈满而化经水外泄"。皆从肾的角度探讨月经后期的机理。而《景岳全书·妇人归·肾虚经乱》中则集中地从肾虚论述:"妇人因情欲房事,以致经脉不调者,其病皆在肾经。"肾中精气亏虚,影响天癸的泌至与冲任的通盛,精血亏乏致月经后期;肾阳不足,虚寒内生,气血、冲任、胞宫失于温煦,经血难行,致月经后期;肾阴亏损,精血不足,冲任胞宫失养,亦致月经后期。古人云:乾道成男,坤道成女。肾为先天之本,而女子属阴,以血为主,女子生理和病理皆不同于男子者,惟有经带胎产,都关乎于气血,关系到肝,故有"以肝为先天"。肝藏血主疏泄,七情以肝为先,肝体阴而用阳,主血亦主气。肝主疏泄,喜条达而恶抑郁,疏通血脉,宣泄气机。故素多忧郁者,气机不宣,血瘀气滞,运行不畅,冲任受阻,形成瘀血,阻滞经络,因而月经延后。肝郁是导致月经后期的重要病机,故医家亦常从疏肝行气活血以治此病。如《圣济总录·妇人血气门》云:"凡月水不利,有因风冷伤于经络,血气得冷则涩而不利者;有因心气抑滞,血气郁结,不能宣流者。"另外本病亦与脾胃虚弱有关,《丹溪心法》云:"过期而来,乃是血虚。"《陈素庵妇科补解·经水后期方论》云:"妇人经水后期而至者,血虚也。此由脾胃虚弱,饮食减少,不能生血所致,当补脾胃,以滋生化之源。"《罗氏会约医镜·妇科上》亦云:"凡血寒血虚者,俱后期。"本病病机虽纷繁复杂,常相互兼夹:肾阳虚,血失温运,可血滞成瘀;血虚气弱,运行无力,涩而为瘀;肝郁气滞,子病及母,可致肾虚。遂李士材《病机沙篆》云:"血之源头在于肾,气血久虚,常须补肾益精以生血。"当代中医妇科名医罗元恺教授更将其概括为:肾气盛—天癸至—任通—冲盛,若肾气衰—任虚—冲少—天癸竭,月经延后,甚至闭经或绝经。故肾虚是月经病的主要病理机制。

(2)辨证分型:

1)肾虚型:先天肾气不足,或不节房事,房劳多产,损伤肾气,肾虚冲任不足,血海不能按时满溢,遂致经行错后。

2)血虚型:数伤于血,或产多乳众,病后体虚,饮食减少,化源不足,营血衰少,冲任不足,血海不能按时满溢,遂致经行错后。

3)血寒型:

虚寒型:素体阳虚,或久病伤阳,阳虚内寒,脏腑失于温养,生化失期,气虚血少,冲任不足,血海不能按时满溢,遂致经行错后。

实寒型:经产之时,感受寒邪,或过服寒凉,寒邪搏于冲任,血为寒凝,胞脉不畅,血行迟滞,血海不能按时满溢,遂致经行错后。

4)气滞型:素性抑郁,情志不遂,气郁血行不畅,血海不能按时满溢,遂致经行错后。

5)痰湿型:素体肥胖,痰湿内盛,或脾虚痰湿内生,痰湿下注冲任,滞塞胞脉,气血运行受阻,血海不能按时满溢,遂致经行错后。

(3)辨证论治:

1)肾虚型:

证候:周期错后,量少、色淡暗、质清稀、腰酸腿软,头晕耳鸣,带下清稀,面色晦暗,或面部暗斑,舌淡暗、苔薄白,脉沉细。

治则:补肾益气,养血调经。

2)血虚型:

证候:周期错后,量少、色淡质稀,小腹空痛,头晕眼花,心悸失眠,皮肤不润,面色苍白或萎黄,舌淡、苔薄,脉细无力。

治则:补血养营,益气调经。

3)血寒型:

虚寒型:

证候:经期错后,量少、色淡质稀,小腹隐痛,喜热喜按,腰酸无力,小便清长,面色㿠白,舌淡、苔白,脉沉迟无力。

治则:温经扶阳,养血调经。

实寒证:

证候:经期错后,量少、经色紫暗有块,小腹冷痛拒按,得热痛减,畏寒肢冷,舌暗、苔白,脉沉紧或沉迟。

治则:温经散寒,活血调经。

4)气滞型:

证候:经期错后,量少、经色暗红或有血块,小腹胀痛,精神抑郁,胸闷不舒,舌苔正常,脉弦。

治则:理气行滞,活血调经。

5)痰湿型:

证候:经期错后,量少、色淡、质黏,头晕体胖,心悸气短,脘闷恶心,带下量多,舌淡胖、苔白腻,脉滑。

治则:燥湿化痰,活血调经。

(4)验案:

案1

患者某,女,31岁,因月经推后10天、量少半年来诊。伴膝软、脱发、腰痛,舌质淡、苔薄白,脉沉细。诊为月经后期,月经过少,肾虚型。治以寿胎丸合四物汤加减。

处方:菟丝子2克,鸡血藤18克,桑寄生、白芍、益母草各15克,续断、熟地黄、川芎、当归各10克,甘草6克。

每日1剂。连续服用3个月经周期后,患者月经明显改善:周期正常,经量增加。

按:肾主藏精,精化气即肾气,肾气的温煦作用即肾阳;肾气的滋养作用即肾阴、元精;肾气的蒸腾作用即化生天癸,天癸藏受于肾,赖肾精长养,又得肾气施泻,从微到盛。天癸在"月时通"与"月事竭"起决定作用。因此,肾为天癸之源,冲任之本,只有肾气盛,肾的阴阳平衡,天癸才能泌至,冲任二脉才能充盛,精血才能注入胞宫,化为月经。因此,肾在女性生理中具有极其重要的作用。既然肾为月经产生的根本,那么调经之本就在于肾。肾对生殖功能的调节是通过肾—天癸—冲任—胞宫这条轴来调节的,与西医的下丘脑—垂体—卵巢—子宫相对应。本方以菟丝子为主药,大补肾精;桑寄生性味甘平,主腰痛,强筋骨,安胎,充肌肤;续断亦为补肾之要药,其节段之处,皆有骨相连,大有维系之意,与桑寄生相须为用;配合四物汤补血滋阴,阴血足而肾旺,故月经正常来潮。(袁静,尹维东2007年第7期《中国实用乡村医生杂志》)

案2

宋某,女,22岁,2008年2月初诊。患者14岁初潮,平素月经正常,近2年月经延期,呈渐进性加重。甚则半年1行,经量逐渐减少,伴形体肥胖,神疲嗜睡,平时白带多,时感胸闷腹胀,咽中痰多,大便干,舌苔腻,脉细滑。曾以活血化瘀通经法治疗,经量稍增,经期仍延后。患者平素好逸少劳,嗜食辛甘厚味之品。证属痰浊阻滞、壅塞胞宫。治宜健脾化痰,祛湿调经。方以苍附导痰汤加味。

处方:苍术、白术、枳壳、莪术、当归、赤芍各 10 克,半夏、茯苓、水蛭、牛膝、香附各 15 克,制天南星 9 克,陈皮 6 克。

水煎服,连服 3 剂,嘱其忌辛甘厚味之品,适当运动。

二诊:服 4 剂后月经来潮,量少,守方调治,随证加减月余,经量逐渐增多,周期渐恢复。共调治 2 月余,月经恢复正常,体重随之下降。(李霞 2009 年第 8 期《中医药导报》)

3. 月经前后无定期

月经周期或提前或错后 7 天以上,连续 3 个周期者,称为"月经前后无定期"。本病以月经周期紊乱为特征,初潮或绝经前后出现月经前后不定期,无其他明显不适,可不予治疗。

(1)病因病机:肝肾功能失常,冲任气血失调,血海蓄溢不循常度所致。

1)肝郁:情志不畅,肝郁疏泄失常。疏泄太过则经行先期而至,疏泄不及则后期而行。

2)肾虚:先天不足或房劳多产,伤精耗血,肾失封藏,冲任气血失调,血海蓄溢失常。

(2)辨证论治:

1)肝郁型:

主要证候:月经先后不定,量或多或少、色暗红或有血块,小腹胀痛,精神抑郁,胸闷不舒,乳房胀痛,舌苔薄白或薄黄,脉弦。

治则:疏肝解郁,和血调经。

2)肾虚型:

主要证候:月经先后不定,量少、色淡、质清稀,腰酸腿软,头晕耳鸣,面色晦暗,舌淡、苔薄白,脉沉细。

治则:补肾益气,固冲调经。

(3)验案:

案 1

王某,女,26 岁,已婚,2007 年 3 月 19 日初诊。主诉:月经先后不定期半年。近半年月经每次提前或错后 7 ~ 10 天,经量中等,经色暗、有块,经前乳房胀痛,心烦易怒,平时腰膝酸软,怕冷,舌淡、苔白,脉沉弦细。末次月经:2007 年 3 月 6 日。B 超示:子宫附件未见异常。妇科检查示:正常。证属肝郁肾虚证。方用定经汤加减。

处方:菟丝子30克,熟地黄、狗脊、丹参各20克,当归、白芍、茯苓、山药、炒荆芥穗、柴胡各10克,杜仲15克,鹿角6克,山茱萸12克。

7剂,每天1剂,水煎服。

3月26日二诊:腰膝酸软明显减轻,心烦易怒好转,舌淡、苔薄白,脉沉细。前方继服7剂。

4月3日三诊:当天月经来潮,无乳房胀痛,腰膝酸软消失,心情舒畅,舌淡红、苔薄白,脉略沉。嘱经期停药,经净后继服。照此法连续服药3个月经周期,月经按时来潮。

按:肾为天癸之源,冲任之本,气血之根,故中医学认为:肾为月经之本。肾气亏损,藏泄失司,气血失调,则血海蓄溢失常。然而,肝的疏泄也直接影响月经的来潮。肝气条达,疏泄正常,血海按时满盈则月经周期正常。若情志抑郁,或愤怒伤肝,以致肝气逆乱,疏泄失司,气血失调,则血海蓄溢失常。乙癸同源,又肝为肾之子,母子相及,故肝肾二者相互影响。肝之疏泄功能失常,子病及母,可致肾之封藏失司。反之,肾虚不足亦可影响肝之疏泄。故肾虚应藏不藏,肝气疏泄太过,则经水先期而至。肾虚当泻不泻,肝郁疏泄不及,则月经后期而来,而致月经先后不定期。《傅青主女科》云:"经水出诸肾,而肝为肾之子,肝郁则肾亦郁矣。""治法宜疏肝之郁,即开。肾之郁也,肝肾之郁即开,而经水自有一定之期矣",方用定经汤。方中菟丝子补肾养肝。以资先天之本,又温脾助胃,以养后天。《本草汇言》载:"菟丝子,补肾养肝,温脾助胃之药也。但补而不峻,温而不燥,故入。肾经,虚可以补,实可以利,寒可以温,热可以凉。"当归既能补血又能活血,配熟地黄加强补血滋阴之功;配白芍酸甘化阴,补血活血,散血而不耗血,养血柔肝;山药补脾固精,配伍茯苓补中有利,利中有补,补而不腻,健脾和中而利肾;柴胡、炒荆芥穗疏肝解郁。诸药合用,疏肝肾之郁气,补肝肾之经血,肝气疏而肾精旺,气血调和,疏泄有度,冲任得养,血海蓄溢正常,则经水自能定期而潮。实践证明补肾疏肝中药能提高性腺受体功能,肝肾并治能改善下丘脑—垂体—卵巢及肾上腺、甲状腺功能,从而调整内分泌。故临床上用定经汤为基本方进行加减治疗月经先后不定期,有其理论依据,并收到了较好疗效。(杨冬梅,夏阳2008年第4期《新中医》)

案2

赵某,女,28岁,职工,1998年8月18日初诊。月经先后无定期,终经7月26日,量少色暗,每经行时情志抑郁,经前乳房胀痛,胸膈胀闷不舒,平时少腹吊痛,偏于两侧,经行更甚,脉小弦,苔薄白。证属肝气郁结,冲任失调。治宜疏气机,调冲任,行气血。

处方:薤白、枳壳、杏仁、延胡索、郁金、白芍、桔梗各 10 克,柴胡 8 克,当归 15 克,甘草 3 克。4 剂,每日 1 剂,水煎服。

8 月 30 日复诊:前方服后乳房、少腹胀痛均瘥。经事逾期 4 天未行,精神疲倦,舌脉同前。上方去延胡索、郁金,加香附、合欢花各 10 克,继服 4 剂。

9 月 21 日来诊:月经来潮,经量适中,经色变红、经质正常,精神恢复正常,余症状消失殆尽,嘱继服"逍遥丸"以收全功。

按:《傅青主女科》曰:"妇人有经来断续,或前或后无定期,人以为气血之虚也,谁知是肝气之郁结乎?夫经水出诸肾,而肝为肾之子,肝郁则肾亦郁矣。肾郁而气必不宣,前后之或断或续,正肾气之或通或闭耳。或曰肝气郁而肾气不应,未必至于如此。殊不知子母关切,子病而母必有顾复之情,肝郁而肾不无缱绻之谊。肝气之或开或闭,即肾气之或去或留,相因而故,又何疑焉。治法宜舒肝之郁,即开肾之郁也。肝肾之郁既开,而经水自有一定之期矣。"月经病中月经不定期一症,病因不一,但以肝郁的因素占多数。"肝为女子先天",肝藏血,主疏泄,有储存血液和调节血量的作用,冲脉附于肝,女子月经周期,经量多少等均与肝有着密切的关系,肝郁能影响气血,气为血帅,气行则血行,气郁则血滞。本病的治疗,始终应该特别强调一个"调"字。和营养血,调畅气机为首要。经前经期均以因势利导,疏肝郁,调冲任,调气活血为治疗原则。笔者受祝谌予教授应用调气汤调畅气机之启迪,将其引用于妇科疾病的治疗中。方中桔梗直肺升提上行,枳壳下行,理气消胀配桔梗可宽胸消胀,使胸中结逆之气下降行散;薤白行于左,温中通阳,下气散结,长于驱散阴寒结滞之气;杏仁行右以降气行痰,一上一下,一左一右,使气机畅疏不滞。诸药相合,肝郁得舒,气机调畅,气得以行,血得以养,冲任调和,经水自有定期,故疗效卓著。(任惠梅,孙英 2003 年第 5 期《陕西中医》)

案 3

陈某,女,29 岁,农民。因幼子夭折,从此精神抑郁,经行先后无定期,经量或多或少、行而不畅、色暗红无血块。经行时胸胁及乳房胀痛,脉弦细。曾用胶艾汤、调肝汤治疗无效。此乃肝郁气滞,冲任失调。治宜疏肝解郁,养血调经。

处方:当归 15 克,白芍 20 克,茯苓 20 克,柴胡 12 克,白术 20 克,香附 10 克,川芎 12 克,益母草 10 克,泽兰 12 克,生甘草 6 克,薄荷(后下)10 克。

嘱经前服 5~7 剂至月经来潮为 1 疗程。连服 4 个疗程,经调,诸证消失。次年足月顺产一女婴。

按:《傅青主女科》谓:"妇人有经来断续,或前或后无定期,人以为气血之虚也,谁知是肝气之郁结乎!"患者丧子后精神抑郁,久则肝气郁结,冲任失调而不孕。用疏肝解郁,养血调经之法而达到经调、受孕的目的。(易晓翔2007年第3期《中医药导报》)

案4

张某,女,19岁,1986年7月22日初诊。经汛初潮始于17岁,自年前始,经汛或旬日行潮,或数月而一潮,经行量多,行1周至旬日方净,经色艳红或紫暗,夹血块大且多,经行头晕,腰痛,而无腹痛,素日带下颇多、色黄质厚,纳谷尚可,或有腰酸,小便正常,曾发肾绞痛,脉濡小滑而无力,苔薄、舌淡而嫩,动辄头晕。以舌脉论之,素体气血两亏,血亏则冲脉不盛而经汛初潮来迟,其虚则不摄血而令量多。而腰部常痛是肾虚之证,肾虚则冲任不固,带脉失约,而脾虚清阳不升则是气血双虚之根也。治之当脾肾两补,而兼疏肝化瘀。

处方:炙黄芪15克,党参12克,白术10克,炙甘草5克,茯苓12克,陈皮8克,升麻8克,当归12克,香附10克,丹参10克,柴胡5克,桑寄生1克,怀牛膝1克,川续断1克,枸杞子12克。("新疆名老中医临床经验与学术思想研究室"筹建办公室2009年第1期《新疆中医药》)

4. 月经过多

经量较正常明显增多,而月经周期基本正常者,称为"月经过多"。一般认为月经量以30~80毫升为适宜,超过100毫升为月经过多。西医的功能性子宫出血、慢性盆腔炎、子宫肌瘤、宫内节育环等引起的月经过多可参照本病。

(1)病因病机:

冲任不固,经血失于制约而致经血量多。常见的分型有气虚、血热和血瘀。

1)气虚:素体虚弱,或饮食失节,劳倦过度,大病久病,损伤脾气,中气不足,冲任不固,血失统摄,以致经行量多。

2)血热:素体阳盛,或恣食辛燥,感受热邪,七情过极,郁而化热,热扰冲任,迫血妄行,以致经行量多。

3)血瘀:素性抑郁,或忿怒过度,气滞而致血瘀;或经期产后余血未尽,感受外邪,或不禁房事,瘀血内停。瘀阻冲任,血不归经,以致经行量多。

(2)辨证论治:

1)气虚型:

证候:行经量多、色淡红、质清稀,神疲体倦,气短懒言,小腹空坠,面色㿠白,舌淡、苔薄,脉缓弱。

治则:补气升提,固冲止血。

2)血热型:

证候:经行量多、色鲜红或深红、质黏稠,口渴饮冷,心烦多梦,尿黄便结,舌红、苔黄,脉滑数。

治则:清热凉血,固冲止血。

3)血瘀型:

证候:经行量多、色紫暗、质稠有血块,经行腹痛,或平时小腹胀痛,舌紫暗或有瘀点,脉涩有力。

治则:活血化瘀,固冲止血。

(3)验案:

案1

王某,36岁,已婚,1995年8月29日初诊。人工流产后,月经过多3月余。于3个月前妊娠50天行人工流产术,术后经期正常,经行量多如崩,经色紫红、质黏稠挟有血块,伴腹痛拒按,口干唇燥,口渴欲饮,大便干燥,小便黄赤。妇科检查:外阴(-),阴道黏膜充血,宫颈Ⅱ度糜烂,宫体大于正常,双侧附件(-)。舌质红、苔黄,脉弦数有力。证属血热血瘀。治宜清热凉血,固经止血。方用周经丸加味。

处方:龟板、阿胶、香附、甘草各10克,白芍12克,黄芩、乌贼骨、地榆、生地黄各30克,川续断、地骨皮、茜草各15克。

水煎服,每日1剂。

嘱于月经来潮第1天开始服药,直至经净后7天,连续治疗3个月经周期而愈,随访半年未复发。(许晓波2003年第4期《辽宁中医杂志》)

案2

于某,女,36岁,2003年6月初诊。主诉:月经量多半年。曾做B超检查提示:盆腔未及器质性病变,已排除内分泌腺疾患。服用云南白药、肾上腺色腙片等药治疗,疗效欠佳。刻下:月经周期第6天仍量多、色深红质黏稠、有血块,小腹胀痛,面红烦热口渴,大便秘结,小便短黄,舌质红、苔黄,脉滑数。诊为月经过多,属血热型。治宜清热凉血固经,以清经散为主方。

处方:牡丹皮10克,地骨皮、白芍、生地黄各12克,青蒿、黄柏、茯苓各9克。

随证加减,服用3剂后症状好转,经量减少,于第8天经净。后于月经周期第14天又续服3剂,持续调理4个月经周期,诸证消失,月经量、色、质均正常。

按:月经量多患者,临床总以血热的病因占绝大多数,正如《万全妇人秘科》云:"经水来太多者,不问肥瘦皆属热也。"阳盛则热,热伏冲任,迫血妄行,血溢不守,因而月经过多。《证治准绳·女科》:"若阳气乘阴,则血流散溢,经所谓天暑地热,经水沸溢,故令乍多。"症见经来量多如注、色深红、质黏稠,口干烦渴、喜冷饮,便秘溲黄,舌质红、苔黄,脉数。热扰冲任,血内蕴热。治宜清热、凉血、固冲。遵《傅青主女科》之清经散以祛热而不伤阴。方中牡丹皮凉血清热,泻血分伏火;地骨皮、黄柏泻肾火;青蒿以清阴分之热;生地黄凉血养阴;白芍益阴敛肝;茯苓行水泻热,又可宁心。本方以清热泻火药为主,抑阳以配阴,少佐滋阴药,使火泻而液不伤,用于火热而水有余之实热证,火热泻后血海得以安宁,则经自调。(邵淑霞、李晓彤 2006 年第 5 期《四川中医》)

5. 月经过少

月经周期正常,经量明显减少,或行经时间不足 2 天,甚或点滴即净者,称"月经过少"。一般认为月经量少于 20 毫升为月经过少。西医的子宫发育不良,避孕药,刮宫内膜损伤等引起的月经过少可按本病治疗。

(1)病因病机:

精亏血少,冲任气血不足,或寒凝瘀阻,冲任气血不畅,血海满溢不多而致。常见的分型有肾虚、血虚、血寒、血瘀、痰湿。

1)肾虚:先天禀赋不足,或房劳久病,损伤肾气,或屡次堕胎,伤精耗气,肾精亏损,肾气不足,冲任亏虚,血海满溢不多,遂致月经量少。

2)血虚:数伤于血,大病久病,营血亏虚,或饮食劳倦,思虑过度,损伤脾气。脾虚化源不足,冲任气血亏虚,血海满溢不多,致经行量少。

3)血寒:经期产后,感受寒邪,或过食生冷,寒邪伏于冲任,血为寒滞,运行不畅,血海满溢不多,致经行量少。

4)血瘀:经期产后,余血未净之际,七情内伤,气滞血瘀,或感受邪气,邪与血结,瘀滞冲任,气血运行不畅,血海满溢不多,致经行量少。

5)痰湿:素体肥胖,痰湿内盛,或脾虚痰湿内生,痰湿下注冲任,滞塞胞脉,气血运行受阻,致经血减少。

(2)辨证论治:

1)肾虚型:

证候:经来量少、不日即净,或点滴即止,血色淡暗、质稀,腰腿酸软,头晕耳鸣,小便频数,舌淡、苔薄,脉沉细。

治则:补肾益精,养血调经。

2)血虚型:

证候:经来量少、不日即净,或点滴即止,经色淡红、质稀,头晕眼花,心悸失眠,皮肤不润,面色萎黄,舌淡、苔薄,脉细无力。

治则:补血益气调经。

3)血寒型:

证候:经行量少、色暗红,小腹冷痛,得热痛减,畏寒肢冷,面色青白,舌暗、苔白,脉沉紧。

治则:温经散寒,活血调经。

4)血瘀型:

证候:经行涩少,色紫黑有块,小腹刺痛拒按,血块下后痛减,或胸胁胀痛,舌紫暗,或有瘀斑紫点,脉涩有力。

治则:活血化瘀,理气调经。

5)痰湿型:

证候:经行量少、色淡、质黏,头晕体胖,心悸气短,脘闷恶心,带下量多,舌淡胖、苔白腻,脉滑。

治则:燥湿化痰,活血调经。

(3)验案:

案1

张某,女,32岁,2003年7月初诊。自诉半年前行人工流产术,术后月经量即逐渐减少,行经2天即净,每次用卫生护垫2~3个,月经周期正常,色暗红,无血块,无腹痛,伴腰酸,白带量少,阴道干涩。舌质淡、苔薄白,脉细弱。妇科检查:子宫附件无异常。诊断为月经过少,证属肝肾不足型。

处方:当归、白芍、熟地黄、山茱萸、枸杞子、菟丝子各15克,杜仲、川续断、山药各12克,川牛膝10克,甘草6克,紫河车(冲服)3克。

每日1剂,服至经前,改服桃红四物汤加牛膝、鸡血藤各10克,连服3个月,经治疗月经量恢复正常,行经4天,每次用卫生巾1包多。停药3个月,后随访3个月,未复发。

按:月经过少如不及时治疗可发展成闭经,未生育者可影响其受孕,同时长期月经量过少可给病人带来心理压力,因而应积极治疗。月经过少的病因病机虽有血虚、肾虚、血瘀、痰湿之不同,但临床以肾虚为多见。《傅青主女科》云:"经水出诸肾""经原非血,乃天一之水,出自肾中"。可见月经正常与否,与肾关系密切。肾精不足,气血生化无源,致胞脉空虚,血海不盈,则发为本病。多次人流术可导致肝血肾精受损,冲任不足,血海不能按时满盈而致月经量少。肾是月经产生的根本,故调经之本在于肾。方中熟地黄、山茱萸、枸杞子滋阴养肾填精;菟丝子、川续断温肾助阳,温而不燥,取其阳生而阴长;杜仲补肾强腰膝;当归入血分,补中有动,行中有补,既可行血活血,又可养血,为调经之要药;再配白芍可收养血调经之效;山药、甘草健脾,以资化源,取后天以资先天之意;川牛膝活血通经,补益肝肾,性善下行,用之既补肝肾,亦活血通经,又能引血下行。全方和用,能使肾精盛,血气充,冲任二脉相资,则血海按时满盈。至经期改用桃红四物加牛膝、鸡血藤,则是照顾经期以通为顺的特点。(刘涓 2006 年第 1 期《光明中医》)

案 2

黄某,女,24 岁,于 2006 年 5 月 4 日就诊。月经量少伴后期 4 年;既往月经规律,近 4 年月经 7/30~45 日,经量较前减少 1/2。血色暗红、质稀,伴腰酸,面色淡暗,怕冷,末次月经 2006 年 4 月 27 日,舌淡、苔白,脉沉细。辨证为肾气不足,精亏血少。治宜补肾益精。

处方:熟地黄 20 克,山茱萸、山药、杜仲、鹿角片、枸杞子各 15 克,附子、肉桂各 6 克,白芍、川芎、香附、当归、巴戟天各 10 克,菟丝子 30 克,沉香 4 克。

每日 1 剂,水煎服。

服药 11 剂,月经于 5 月 25 日如期来潮,经量增多,色鲜红。前方加减巩固 3 个月,随访 3 个月,周期、经量、颜色均正常。

按:中医认为月经产生是"经水出诸肾"且"肾主生殖"。肾气盛则天癸至,既而任通冲盛,血溢胞宫,月经来潮。肾为水火之脏,元气所聚,为元阳之根本。肾藏精,肾虚精气不足,无精化血,冲任失养,月经源流匮乏,血海不盈故发月经过少。肾气对月经经量、月经周期起着重要作用,具有特殊地位,故月经过少患者多因肾气虚损所致。因此,补肾益气是治疗关键。笔者跟随导师诊治本病,亦体会到本病肾气虚为本,故补肾是关键,治宜"益火之源,以培右肾之元阳"。选用《景岳全书》的右归丸加减以补肾益气,填精益髓。方中附子、肉桂、鹿角片培补肾中之元阳;熟地黄、山茱萸滋阴补肾;菟丝子、杜仲补肝肾,强腰膝;当归、白芍养血和血,与补肾之品相配,以补养精血。另补肾调经的同时,加入活血通经之品,可改善循环,增加卵巢血液量,激发成熟的卵泡排卵,促进黄体发育。故此方在治疗月经过少病症中均能收到良好疗效,使其精充血旺,月经恢复正常。(段玮玮,夏阳 2007 年第 11 期

《陕西中医》)

案3

杨某,女,30 岁,已婚,2006 年 3 月 25 日就诊。自述:婚后 2 年未孕,近几个月月经周期量逐渐减少,近 2 个月,经量明显减少、点滴即净、色暗有块,经前乳房及小腹胀痛。来潮后痛减,偶有腰膝酸软,舌质红、苔薄黄,脉弦细。B 超示:子宫及附件均未见异常。辨证属肾虚血瘀,治宜滋肾养血通经。方用柏子仁丸合泽兰汤。

处方:柏子仁 20 克,泽兰 20 克,当归 15 克,牛膝 15 克,赤芍 25 克,续断 15 克,熟地黄 20 克,黄柏 15 克,甘草 10 克,丹参 20 克,川楝子 20 克,延胡索 15 克。

如法治疗 2 个疗程后,诸证消失,经量明显增加。半年后随访,病未再发。

按:月经过少成因复杂,有虚有实。实证不外乎气、血、痰、寒、火致经血运行不畅而成;虚证多由先天肾气不足,后天冲任受损,精血衰少,血海不盈,发为本病,从临床观察来看,主要与脾肾有关。柏子仁丸基本方中,切中脾肾同虚,兼有瘀血之病机。其人体质虚弱,不能使用攻下剂,用柏子仁丸兼泽兰汤,活血之中兼以养血,日久其血自行。笔者临床体会到:本病应从经血色、质及有无腹痛以辨虚实。一般以色淡、质清,腹无胀痛反空坠者为虚;色紫黑暗夹血块,绞痛拒按者为瘀血;色淡红,质黏腻如痰者为痰湿;经量逐渐减少者为血虚,骤然减少者多属实。治法重在养血通经。因本病虚多实少,临证时即使是瘀滞亦多属气血有伤,切不可妄投攻破,以免重伤气血,使经血难复。月经过少,常见后期,并可发展为闭经。临床观察发现,运用本方确能取得良好的效果。(徐蓉 2006 年第 3 期《长春中医药大学学报》)

6. 崩漏

妇女不在行经期间,阴道突然大量出血,或淋漓下血不断者,称为"崩漏"。前者称为"崩中",后者称为"漏下"。若经期延长达 2 周以上者,应属崩漏范畴,称为"经崩"或"经漏",西医称功血,现代医学称"功能性子宫出血"。

一般突然出血,来势急,血量多者叫崩;淋漓下血,来势缓,血量少者叫漏。崩与漏的出血情况虽不相同,但其发病机理是一致的,而且在疾病的发展过程中常相互转化,如血崩日久,气血耗伤,可变成漏;久漏不止,病势日进,也能成崩。所以临床上常崩漏并称。

(1)病因病机:冲任损伤,不能制约经血。常见原因有肾虚、脾虚、血热和血瘀。

1)肾虚:先天肾气不足,少女肾气稚弱,更年期肾气渐衰,或早婚多产,房事不节,损伤肾气。若耗伤精血,则肾阴虚损,阴虚内热,热伏冲任,迫血妄行,以致经血非时而下;或命门火衰,肾阳虚损,封藏失职,冲任不固,不能制约经血,亦致经血非时而下,遂成崩漏。

2)脾虚:忧思过度,饮食劳倦,损伤脾气,中气下陷,冲任不固,血失统摄,非时而下,遂致崩漏。

3)血热:素体阳盛,或情志不遂,肝郁化火,或感受热邪,或过食辛辣助阳之品,火热内盛,热伤冲任,迫血妄行,非时而下,遂致崩漏。

4)血瘀:七情内伤,气滞血瘀;或感受寒热之邪,寒凝或热灼致瘀,瘀阻冲任,血不循经,非时而下,发为崩漏。

(2)辨证论治:崩漏以无周期性的阴道出血为辨证要点,临证时结合出血的量、色、质变化和全身证候辨明寒、热、虚、实。治疗应根据病情的缓急轻重、出血的久暂,采用"急则治其标,缓则治其本"的原则,灵活运用塞流、澄源、复旧三法。

塞流即是止血。崩漏以失血为主,止血乃是治疗本病的当务之急。具体运用止血方法时,还要注意崩与漏的不同点。治崩宜固摄升提,不宜辛温行血,以免失血过多导致阴竭阳脱;治漏宜养血行气,不可偏于固涩,以免血止成瘀。常用十灰散、云南白药等。

澄源即是求因治本。崩漏中由多种原因引起的,针对引起崩漏的具体原因,采用补肾、健脾、清热、理气、化瘀等法,使崩漏得到根本上的治疗。塞流、澄源两法常常是同步进行的。

复旧即是调理善后。崩漏在血止之后,应理脾益肾以善其后。历代诸家都认为崩漏之后应调理脾胃,化生气血,使之康复。近代研究指出,补益肾气,重建月经周期,才能使崩漏得到彻底的治疗。"经水出诸肾",肾气盛,才能月事以时下,对青春期、育龄期的虚证患者,补肾调经则更为重要。当然复旧也需兼顾澄源。

1)肾虚型:

肾阴虚证:

证候:经血非时而下,出血量少或多,淋漓不断,血色鲜红、质稠,头晕耳鸣,腰酸膝软,手足心热,颧赤唇红,舌红、苔少,脉细数。

治则:滋肾益阴,固冲止血。

肾阳虚证:

证候:经血非时而下,出血量多、淋漓不尽、色淡质稀,腰痛如折,畏寒肢冷,小便清长,大便溏薄,面色晦暗,舌淡暗、苔薄白,脉沉弱。

治则:温肾助阳,固冲止血。

2）脾虚型：

证候：经血非时而下，量多如崩，或淋漓不断、色淡质稀，神疲体倦，气短懒言，不思饮食，四肢不温，或面浮肢肿，面色淡黄，舌淡胖、苔薄白，脉缓弱。

治则：健脾益气，固冲止血。

3）血热型：

证候：经血非时而下，量多如崩，或淋漓不断、血色深红、质稠，心烦少寐，渴喜冷饮，头晕面赤，舌红、苔黄，脉滑数。

治则：清热凉血，固冲止血。

4）血瘀型：

证候：经血非时而下，量多或少、淋漓不净、血色紫暗有块，小腹疼痛拒按，舌紫暗，或有瘀点，脉涩或弦涩有力。

治则：活血祛瘀，固冲止血。

（3）验案：

案1

王某，女，36岁，工人，1986年6月3日初诊。患者性情急躁，自述平素月事提前，经水非时而下，近几月逐渐加重，时崩时漏，淋漓不净，夹有血块，腹痛拒按，此次连续阴道出血15天，量多，伴有胸闷，胁痛，心烦易怒。市某医院妇产科检查确诊为功能性子宫出血，服治血剂效果不佳。舌质暗红、边有瘀点，按其脉弦数。证属肝郁气滞，瘀阻胞宫，血不循经，冲任失守。方用芍药甘草汤加味。

处方：白芍60克，甘草10克，三七粉（吞服）4克。

水煎服，日1剂。

服上方3剂后，下血增多、夹紫黑血块，腹痛顿减。再服4剂，腹痛全消，漏下已止。守方继服7剂，以巩固疗效。7月5日家访，患者诉停药后于6月28日月经来潮，此次行经5天而止，经色经量正常，各种症状消失，痊愈。追访半年无复发。

按：中医学认为本病是由于情志过极或隐曲不舒，以致肝失条达，气机逆乱，冲任失守，血海非时而溢，溢而弗止。故用白芍、甘草养阴益血，柔肝缓急止痛，配合三七粉共奏行气散瘀、凉血止血之效。（白福全，白玉2008年第6期《河南中医》）

案2

江某，女，46岁，2006年4月22日初诊。患者既往月经正常，近因家事不和，忧郁纷争，本次月经后期10余天，经来量时多时少、色淡质稀，迄今20余天不净，小腹隐痛，喜温喜按，纳少便溏，体倦乏力，面目及下肢微肿，面色萎黄，舌质淡、苔微腻,脉弦细。曾服归脾丸、逍遥丸,效果不显。此例属肝郁血虚,脾虚湿盛。故治宜疏肝养血,健脾利湿,佐以温经止血。

处方:当归12克,白芍30克,川芎6克,茯苓12克,白术15克,泽泻9克,艾叶10克,炮姜6克,党参15克,黄芪15克,益母草12克,炙甘草6克。

服上药3剂血止,诸证亦减。继服3剂,除体倦乏力尚未完全恢复外,他症均除。后予归脾丸、六味地黄丸善后。

按:本例因情志不遂,肝郁气滞,横逆犯脾,脾失统摄,冲任不固,以致经期无信,崩漏下血,色淡质稀。肝气郁滞,疏泄失常,则经量时多时少。肝脾不和,脾失健运则食少便溏,面浮肢肿。方用当归、白芍、川芎养肝血而泻肝木;合白术、茯苓、泽泻健脾利湿;加党参、黄芪、炙甘草,助茯苓、白术健脾益气;艾叶、炮姜温经止血;益母草活血调经,祛瘀生新。肝脾两合,崩漏遂止,腹痛既已。后以健脾益肾调治而获痊愈。(李耀清2009年第6期《光明中医》)

案3

于某,女,17岁,2004年7月19日以月经淋漓4个月不净而就诊。就诊时:头晕耳鸣,身疲体倦,纳呆,肢冷,食后腹胀,大便稀软,小便清长,舌质淡胖、苔白,脉缓弱。曾在某医院诊断为功能性子宫出血,并口服甲羟孕酮5毫克,每日2次,连服22天,服药期间仍有出血,并有恶心、食欲不振、头昏,精神差。予固冲汤加减方。

处方:黄芪30克,党参20克,炒白术30克,吴茱萸15克,炒白芍10克,茜草10克,煅龙骨30克,煅牡蛎30克,乌贼骨30克,棕榈炭10克,蒲黄炭15克,三七粉(冲)3克,花蕊石15克。

服4剂后血净,其他症状减轻,舌质淡、苔白,脉弱。后服黄芪30克,党参、炒白术各15克,山茱萸12克,炒白芍、当归各10克,熟地黄、女贞子、墨旱莲15克。17剂后,基础体温双相,月经来潮,继以前方加减巩固治疗3个月,随访1年,月经正常。

按:青春期脾虚型崩漏为妇科常见疑难重症,塞流、澄源、复旧为其治疗大法,出血期以塞流为要,即"急则治其标",治疗以固涩止血为先,但治病又需求本,故应把澄源贯穿于止血之中,塞流与澄源并举,既不专事固涩,又不错过治本之机,贻误病情。

由于青春期脾虚型崩漏多因脾虚气陷、统摄无权、冲任失固致血不归经所致,故在固涩的同时辅以补气摄血以治其本。固冲汤加减方中,重用黄芪、炒白术、党参补气摄血,补气生血为君药。肝司血海,肾主冲任,故以山茱萸、炒白芍、女贞子、墨旱莲补益肝肾,养血敛阴;出血日久必致血虚,当归其性动,生新血而补血,熟地黄其性静,滋阴精而补血,共为臣药。煅龙骨、煅牡蛎、棕榈炭、蒲黄炭收涩止血;在大队固涩药中,又配茜草、花蕊石、三七粉化瘀止血,使血止而无留瘀之弊,以上共为佐药。综观全方,补气固冲以治其本,收涩为止血以治其标,共奏固崩止血之效。冲为血海,血崩则冲脉空虚,而本方有益气健脾、固冲摄血之功。

雌—孕激素治疗有恶心、食欲不振、头昏、水钠潴留所致的水肿等副作用,也是目前世界上发达国家在甾体类药的使用中遇到最难克服的问题,虽为青春期脾虚型崩漏治疗的常用药,但久用可因子宫内膜的过度增生而引起出血,而用固冲汤则远、近期疗效都好,值得妇科临床推广运用。(宋瑞芬,夏阳 2006 年第 11 期《辽宁中医杂志》)

案4

李某,女,42 岁,已婚,初诊日期 1995 年 4 月 20 日。主诉:月经已净 10 天,因事与邻居发生争吵,昨晚阴道出血不止。现血量不减、血鲜红,伴有头痛、心烦、口苦。询问以往体健无病,月经正常,脉弦数有力,舌红、苔黄。病情分析:素健之躯,情绪过激,大怒伤肝,肝火内积,火扰冲任,阴血失守,遂成崩中。血红量多为热迫血热妄行之证候。证属急崩,法当塞流。以平肝清热、凉血止血法治之。

处方:煅龙骨 30 克,煅牡蛎 30 克,白芍 15 克,黄芩 10 克,山栀子 10 克,生地黄 15 克,牡丹皮 10 克,仙鹤草 15 克,棕榈炭 15 克,地榆炭 10 克,乌梅炭 10 克。

3 剂,水煎服。

二诊:药后血减大半,头痛、心烦、口苦均减,稍有恶心,脉弦稍数,舌红、苔薄黄。药已对证,效不更方,上方加竹茹 10 克,继服 3 剂。

三诊:血已止,诸证均减,脉弦不数,舌红、苔薄。治宜疏肝解郁,养肝和营。

处方:牡丹皮 10 克,山栀子 10 克,柴胡 10 克,当归 10 克,白芍 15 克,炒白术 10 克,茯苓 10 克,薄荷 6 克,生地黄 15 克,合欢花 10 克,炙甘草 6 克。

3 剂,水煎服。嘱以节怒,静养,可保无虑。

案5

赵某,女,30 岁,已婚,初诊日期 1996 年 10 月 10 日。主诉:本年 7 月中旬接受人工流产,过 2 周后,一直出血不止。又刮宫 1 次,至今血似不尽。血量不多,色黑红无块,腹痛不显,似胀似坠。虽经中西药治疗,效果不著。近来感到神疲倦懒,乏力,头晕,心悸,夜寐不宁,多梦纷纭,语言低微,面色无华,舌淡无苔,脉细弱。病情分析:刮宫之后,胞宫受损,冲任气虚不能因摄经血,遂成漏下之证。迄今2个月余,日久气血皆虚,故呈现一派心脾两虚之象。理当益气养血,固摄冲任。但脉中似有涩象,经色黑红,恐内中尚有留瘀,瘀血不去,新血不得归经。法当澄源,通补并用。治宜益气养血,化瘀固冲。

处方:党参15克,黄芪30克,当归10克,生地黄10克,白芍15克,川芎10克,艾叶15克,阿胶15克,五灵脂6克,蒲黄炭3克,续断15克,桑寄生10克。

3剂,水煎服。

二诊:上方服第2剂后,阴道下有黑色膜块状物,子宫出血随之减少。服第3剂后,出血遂止。惟觉头晕、心悸不减,睡眠不宁,脉细弱。寓通于补,瘀血已祛,气血欠充,再进健脾益气、养血安神之剂。

处方:党参20克,黄芪30克,当归10克,白芍15克,熟地黄15克,白术10克,枸杞子15克,炒酸枣仁15克,茯神10克,山药15克,阿胶(烊化)10克,续断15克,桑寄生10克,陈皮6克,生姜3克,大枣5克。

3剂,水煎服。

三诊:诸证均减,嘱服归脾丸1个月善后。

案6

许某,女,28岁,已婚,初诊日期1998年1月20日。主诉:去年8月顺产1胎,产后恶露不绝,2个月余方尽。因身体虚弱,不曾哺乳,月经于月初来潮,至今半月未止。色时红时淡、量时多时少,伴有少腹酸痛,头晕,心悸,气短,嗜卧,腰骶酸痛,面色虚浮。近2~3天来血量突然增加、下血如倾、血红无块。脉细弱,舌红、无苔。病情分析:素体衰弱,产时耗气伤血,致使脾肾更虚,冲任不固,于是恶露绵绵不绝。在此气血俱伤之际,恰值月经来潮,气因血消,血因气耗,辗转相因,缠绵日久,病势加重,由漏转崩。脉症合参,当为气血双亏,脾肾同病,冲任不固。治以澄源、塞流之法,双补气血,固摄冲任。

处方:煅龙骨20克,煅牡蛎20克,黄芪30克,白术15克,党参15克,白芍15克,当归10克,海螵蛸15克,茜草炭10克,续断15克,桑寄生10克,棕榈炭10克,乌梅炭10克。

3剂,水煎服。

二诊:前方服后,下血顿减。药已对症,原方继服3剂。

三诊:出血已止,腰酸痛轻,惟头晕、心悸、夜寐不宁未减。上方去棕榈炭、乌梅炭、煅龙骨、煅牡蛎,加炒酸枣仁15克、茯神10克、枸杞子15克,继服。

四诊:进前诸方,诸证均减,感觉良好,改服归脾丸、六味地黄丸。于上次止血后 25 天月经来潮,量中等、色红无块,行经 4 天,无不适感觉,继服归脾丸善后。(高宇华 2006 年第 9 期《辽宁中医杂志》)

案7

张某某,女,24 岁,已婚,1999 年 10 月 20 日就诊。自诉人工流产术后阴道出血、淋漓不止半年余,出血时多时少,经中西药(中药归脾汤、固冲汤和西药止血剂)治疗,未能根除。西医妇检:胎膜残留,现出血黑紫、质稀、时有暗块,小腹胀痛、拒按,腰酸困,头晕乏力,面色晦暗,形体消瘦,舌质暗、边有瘀斑,脉沉细涩。证属瘀血阻络,久致气血亏虚。治宜活血化瘀,佐以益气养血为法。方用桂枝茯苓丸加减。

处方:桂枝 10 克,茯苓 20 克,赤芍 10 克,牡丹皮 10 克,桃仁 10 克,红花 10 克,川芎 10 克,蒲黄 15 克,黄芪 20 克,当归 15 克,水蛭粉(冲)5 克,三七粉(冲)4 克。

3 剂后,出血量增、伴大量血块,腹痛缓解。守方加阿胶 15 克、地榆 20 克,去红花、水蛭,又进 5 剂而血全止,继以益气养血、滋补肝肾之剂,调冲任、益精血,服药 2 周,精神渐振,随访半年,未复发。

按:桂枝茯苓丸方中,桂枝温通经脉而行瘀滞,茯苓健脾养心而利湿,共为君药。牡丹皮散血行瘀而退瘀热,赤芍柔肝理脾调气血,桃仁活血化瘀而破瘀块,共为臣佐药。赤芍、桂枝,一阴一阳,茯苓、牡丹皮,一气一血,桃仁既破且散,共奏活血化瘀、调理气血之功效。临床应用中如遇血瘀严重者加水蛭、红花,水蛭为血肉有情之品,以破血逐瘀;伴气虚者加黄芪、党参,以补气,使气旺则能摄血归经;兼血虚者加当归、白芍、熟地黄,以养血补血;兼肾虚者加黑杜仲、川续断、牛膝,以补肾引血归经;偏寒者去牡丹皮之寒滞,加艾叶、姜炭、吴茱萸,以暖宫祛瘀;偏热者加侧柏叶、茜草、地榆,以凉血止血。现代临床药理研究证实,活血化瘀药物有促进子宫内膜脱落,清除宫内瘀血,促使残留胚胎组织排出,改善子宫肌肉收缩的功能。(赵亚平,程红,王明惠 2008 年第 4 期《中医杂志》)

案8

张某某,女,30 岁,已婚,农民,1996 年 3 月 1 日初诊。症见不规则的阴道出血、量时多时少,白带,腹时隐痛,已百余日。患者于 1995 年 10 月 2 日行第 2 次剖腹产,术后 7 天阴道开始出血、色暗红,偶尔夹有瘀块,曾在某人民医院住院治疗,出血控制,但出院后不日复发。妇查:阴道有少许血性分泌物,子宫较大而软,有压痛,诊为子宫复旧不良。中医辨证属残留瘀血内积胞宫。致使瘀血留滞,则新血难以归经而成崩漏,治宜活血化瘀止血。方拟失笑散加味。

处方:生蒲黄(包)、五灵脂、红花、香附子各10克,益母草15克。

3剂。

3月7日复诊云:"上次仅服2剂,下瘀血块两块而血止。"继以圣愈汤加益母草、香附、生蒲黄、阿胶、艾叶,5剂以善后。

案9

黄某某,女,23岁,农民,1999年10月13日初诊。诉上环后阴道不时出血,淋漓不止已两月半,伴白带、腹隐痛,查脉滑数,舌红、苔薄黄。证属湿热内蕴,复加异物内停宫底,致使营血不宁而阴道出血。治宜清热止血。方用失笑散加味。

处方:生蒲黄(包)、五灵脂、红花各10克,益母草、墨旱莲各20克,黄芩、蒲公英各15克。

3剂。

11月6日复诊云:"药后血止,现尚有黄白带。"刻诊:脉细数,舌红、苔薄黄。此乃湿热久羁,余邪未尽所致。继以清热解毒、健脾利湿之剂调治旬余,诸证消失而愈。

案10

王某某,女,30岁,已婚,农民。因阴道流血20余天,出血3天,转来我院住院治疗。住院诊断:功能性子宫出血,经中西医止血抗炎等处理,治疗5天,未平其病势,于1999年5月17日延余会诊。见血崩不止,日用卫生纸10卷,血色暗红夹块,腹不疼,面色苍白无华。精神疲惫,流冷汗。血常规:血红蛋白52克/升,红细胞2.8×10^{12}/升,分类正常,舌质淡、苔白,脉细弱而数。辨证为崩漏日久,气不摄血而血妄行。治以塞流止血为急务。方用失笑散加味。

处方:生蒲黄(包)、五灵脂各10克,红花8克,益母草30克。

3剂,水煎服。

5月19日复诊:患者诉1剂服完而血止,现身软、自汗、纳呆、气短。按脉虚数而芤,查舌淡白、边有齿痕。此系气血大亏之重证。治宜补气养血。方用归脾汤加阿胶、何首乌。方中用人参8克,另煎兑药服。

5月25日其夫来院告知:前4剂未服完血又下。要求服前面的止血方药,余再用初诊基本方2剂。

2001年6月3日追访,询知药后,血止宫宁。同年12月22日来院告:自后一直很好,并能参加各项劳动。

案 11

李某某,女,43 岁,已婚,农妇,2000 年 4 月 12 日初诊。经停 60 余天后,突发崩漏 26 天。大崩 5 天,腰腹不痛,面色较红,苔薄黄,脉细数。证属热郁于里,冲任不固,疑为功能性子宫出血症。治宜塞流止血。

处方:炒蒲黄(包)、五灵脂、红花各 10 克,益母草 20 克。

2 剂。

次日下午出诊往视,药后崩血如故、色鲜红无块。其人面色苍白,倦怠无力,语声低小,纳呆,自汗,四肢不温,皮肤湿润,舌质淡、苔白,脉细弱。证属崩漏日久,气血大伤,首重塞流止血。继用生蒲黄(包)10 克,五灵脂 8 克,益母草 30 克,3 剂。另重用红参、黄芪、白术、枣皮、生蒲黄、墨旱莲后服。

4 月 18 日夫妇来院门诊:自己步行二楼,诉第二方服 2 剂而血净,现精神好转,自汗控制,食欲大增。

4 月 26 日前往某市妇幼保健院做进一步检查:外阴正常,宫体前位、增大,双侧附件阴性。B 超检查:宫底部可见 36 毫米×28 毫米椭圆形块影,边缘清晰,诊断为子宫肌瘤。

4 月 27 日再来我院继续治疗。同年 7 月、9 月家访,月经基本准时,经量较以往减少。同年 10 月 7 日,B 超检查:肿块已缩小到 20 毫米×25 毫米。

2002 年 7 月 8 日走访,现月经基本准时,每潮 5～7 天,量中等,现体已发胖,余无他疾。(杜登峰 2008 年第 7 期《中医药导报》)

案 12

王某,女,14 岁,学生,2002 年 11 月 6 日来诊。13 岁初潮,周期经期尚可,末次月经 19 天前来潮,行经如常,但经行后阴道流血不止、量少,予外院诊治予服止血药未效,昨天下午流血增多,今日凌晨流血更多,1 小时换 1 次卫生巾。因前服止血药未效,故未去西医医院。患者来时,面色、口唇苍白,气短乏力,无腹痛,无血块,舌淡、苔薄白,脉细弱略数。急查:血红蛋白 70.34 克/升,B 超提示:子宫附件未见异常。诊断:崩漏(青春期功血),气虚型。

处方:人参 10 克,黄芪 35 克,焦白术 15 克,白芍 15 克,生地黄 12 克,墨旱莲 15 克,女贞子 15 克,续断 15 克,煅龙骨 24 克,煅牡蛎 24 克,菟丝子 15 克,海螵蛸 12 克,茜草 15 克,益母草 15 克,蒲黄炭 12 克。

3 剂,水煎服。

服药后,6 小时内流血即明显减少,2 天内血止。继服归脾汤 5 剂以善其后,3

个月无复发。

按：崩漏为妇科常见病，属急、重、疑难病症，相当于功能性子宫出血。关于崩漏，古人早就有很形象的描述，如《诸病源候论》中说："突然暴下，谓之崩中""非时而下，淋漓不断，谓之漏下"。然而，崩和漏有时也很难截然分开，"漏为崩之渐，崩为漏之甚"，其机理主要是冲任不固。本病特点：①病程偏长，且常反复发作。②多见于青少年初潮不久的女子或围绝经期妇女。③均伴有不同程度的气血不足——贫血。鉴于以上特点，本病从发病年龄阶段来看，少年女子，肾气稚弱，发育未成熟，冲任不固；更年期妇女肾气渐衰，冲任失固，故本病虚多实少。血势骤急多属气虚。冲任气虚，不能制约经血，脾气虚弱，不能统摄血液，且子宫气虚则收缩无力，故血流不止。方中人参大补元气，黄芪、焦白术益气健脾，相伍益气固冲摄血；崩漏，阴血亡失，故用白芍、生地黄敛阴养血；续断补肝肾、固冲任；女贞子、墨旱莲滋补肝肾，养血止血；煅龙骨、煅牡蛎、海螵蛸收敛固涩止血；茜草凉血止血；益母草化瘀止血。上药共用，益气固冲，养血止血，且止血不留瘀，崩漏自愈。（郭东晓2004年第8期《辽宁中医杂志》）

案13

李某某，女，43岁，因月经紊乱半年余，于2007年5月4日初诊。患者以往月经正常，月经周期为30天，带下4~5天，经量中等、色暗红、无痛经。近2年来出现月经紊乱，周期30天至2月不定，并伴量多、色暗红、夹血块，经量约如平素月经量的2倍。去年9月，因大出血6天，输液止血。此后每月经潮1~2次，甚至20天不止。本次阴道出血10余天未净，淋漓不断、色紫暗、量多、夹小血块，伴少腹部隐痛，腰酸，头晕气短，胸闷纳呆，舌质暗红，舌边有瘀点、苔白，脉细弦。血象检查：血红蛋白70克/升，其余正常。辨证为气不摄血，瘀热夹杂。治宜益气清热，化瘀止血。

处方：党参、生黄芪、墨旱莲各15克，仙鹤草30克，鹿衔草、白术、茯苓、茜草、青蒿、金银花、连翘、桑寄生、马鞭草、女贞子各10克，甘草6克。

服2剂后，阴道流血减少，少腹部隐痛及腰酸减轻。再服上方3剂，阴道流血止，诸证消失。后巩固治疗3个月，于每次月经来潮前服5剂告愈。（尹香花，马惠荣2009年第1期《中医药信息》）

案14

李某，女，48岁。因月经淋漓不断2月，并大出血前来就诊。当即做阴道B超：子宫肌瘤多发性，最大3.5厘米×4.0厘米。即输液止血。病情略好转即行诊断性刮宫,病理报告为"子宫内膜增生过长"。劝其手术根治,患者不愿手术,又担心大出血,要求服药。

处方:山栀子、蒲公英、败酱草、鱼腥草各20克,金银花、野菊花、连翘、侧柏叶、黄芩、茜草根各15克,仙鹤草30克,炒槐花、大蓟、小蓟、黄连、黄柏、炒蒲黄、五灵脂各10克。

5剂,每日1剂,水煎服。

患者每月服药5～10剂,经期不停药,已3个月未见崩漏,且周期恢复正常,一直坚持服药,包括出差、旅游都带着药或处方,前后持续服药1年余顺利停经。停经后1年随访,子宫肌瘤缩小,未见有何异常。

案15

魏某,46岁,因月经量多,经期延长,周期紊乱来诊。自诉每次月经就像患大病一样,任何事情都不能做,只能躺在床上。现正值经前,担心像以往一样,故来看中医。刻诊:面红,舌红,苔薄白,脉弦。上次月经色红、量多。

处方:山栀子、蒲公英、败酱草、鱼腥草各20克,金银花、野菊花、连翘、侧柏叶、黄芩、茜草根各15克,仙鹤草30克,炒槐花、大蓟、小蓟、黄连、黄柏、炒蒲黄、五灵脂各10克。

服药3剂,月经来潮,量减少。后又服药3个月经周期,诉周期正常,经量正常,精神好转,无须卧床。

按:更年期功血的病因病机,大多认为由脾不统血,肝不藏血,肾气不固所致,而对热毒所致者,往往不被医家所认识。火毒型功能性子宫出血的病因病机有以下三点:第一,随着生活水平的提高,更年期患者认为自己体虚、肾虚,大量服用保健品及补药,加之过食肥甘厚味酒酪,胃热炽盛,势在必然;第二,生活节奏加快,工作压力加大,肝郁化火,两者加重人体火毒。而冲脉通于阳明,妇女以肝为先天,肝胃火毒过盛,迫血妄行,形成崩漏;第三,子宫肌瘤由气血瘀滞结聚成块,气血瘀滞久而化热、化火,形成火毒。治用清热解毒,凉血止血。忌用补法,尤其兼有子宫肌瘤者,否则子宫肌瘤越长越大,功能性子宫出血越来越严重。方用黄连解毒汤、五味消毒饮、十灰散合方加味。方中黄连、黄芩、黄柏、山栀子为黄连解毒汤,专事清热解毒、清肝胃火;蒲公英、败酱草、鱼腥草、金银花、野菊花、连翘为五味消毒饮,加强清热解毒的力量;侧柏叶、仙鹤草、茜草根、大蓟、小蓟、炒槐花为十灰散,意在凉血止血;炒蒲黄、五灵脂为失笑散,止血不留瘀。全方清热解毒,凉血止血,清热解毒之力尤强。服用此方治更年期功血属热毒盛者,屡用屡验。因而,更年期功血不

能一概认为肾虚、脾虚。(谢巧珍2007年第12期《四川中医》)

案16

患者某,女,16岁,未婚,2003年8月28日就诊。主诉:月经淋漓不净近2月。患者14岁初潮,月经规则,28~32天1行,4~7天干净,无明显不适感。本次自6月25号按时行经后,至今未净,量时多时少、色深红、质稠、夹血块,诉平素经前后烦热甚。刻诊:经量不多,色深红,质稠,夹血块,腰膝酸软,烦躁欲饮,寐欠安,饮食可,二便平,舌质红、苔薄黄,脉滑数偏细。诊断为阴虚血热夹瘀型崩漏。治疗先以化瘀止血为主,佐以凉血。

处方:当归6克,生地黄15克,赤芍15克,白芍15克,桃仁10克,丹参15克,牡丹皮15克,三七粉(布包)6克,生蒲黄25克,益母草30克,山栀子15克。

连服3剂后复诊:诉服药期间出血量明显增多,伴大量血块,现仍有少量出血,色鲜红、质稀无块,腰膝酸软,口渴,寐欠安,舌红、苔薄,脉滑偏细。治以滋阴清热、止血调经法,保阴煎加减。

处方:白芍30克,生地黄15克,熟地黄15克,黄芩15克,黄柏9克,川续断15克,焦栀子15克,墨旱莲30克,贯众炭15克,马齿苋30克,地榆炭15克,藕节炭15克,炙龟板15克,牡蛎15克,北沙参30克。

连服5剂,出血停止,腰膝酸软、口渴明显缓解,后以左归丸加减,继服月余而告愈。

按:通常认为青春期崩漏多因少女肾气未充,天癸始至,冲任发育不全所致,治疗以补肾固冲为主。本患者为阴虚生热、热伤冲任而致的崩漏,患者初诊血瘀明显,故治疗先澄清胞宫,以牡丹皮、焦栀子之类,而断不可用大黄、黄连、黄柏之流。在此基础上滋阴清热,止血调经,后又以左归滋补肾阴以治其本,标本兼治。而断不可首用"塞流",否则,必使热瘀之邪郁于内,愈伤血络,崩漏更甚。正如《医学心悟》所谓:"先去其瘀而后补其新,则血归经矣。"

案17

患者某,女,32岁,已婚,2003年11月21日就诊。主诉:阴道不规则出血3个月余。患者以往月经规则,近3个月来,因家事烦恼,下岗在家而落落寡欢,时欲哭,善太息,时胸胁隐痛,经期前后不定,经血非时而下,量时多时少,偶有血块,色红、质稠。现症:仍有少量阴道出血,色红、有小血块,面色萎黄,夜寐不安,纳差,口干欲饮,大小便尚可,舌尖红、少苔,脉弦细数。已经B超排除宫腔内器质性病变。诊断:肝郁血热型崩漏。治宜平肝解郁,凉血止血。方用平肝开郁止血汤加减。

处方：白芍 30 克，柴胡 9 克，三七粉（冲）3 克，当归 6 克，白术 12 克，黑荆芥穗 5 克，牡丹皮 10 克，生地黄 15 克，贯众炭 15 克，郁金 12 克，墨旱莲 30 克，地榆炭 9 克。

连服 7 剂后血止，继以育阴解郁为主法，在原方基础上去止血药，加川楝子、合欢皮、麦冬、玄参、香附巩固疗效，未再复发。

按：平肝开郁止血汤乃傅山治疗肝郁崩漏的名方，正如其所云："肝之性急，气结则其急更甚，更急则血不能藏，故崩不免也，治以开郁为主，若徒开其郁而不知平肝，则肝气大升，肝火更炽而血亦不能止矣。"故本方重用白芍平肝、敛阴、养肝和营，柴胡、郁金疏肝解郁，三七粉、当归化瘀止血，牡丹皮、生地黄养阴凉血，白术收敛、健脾益气，炭类药止血。本方寓平肝、解郁、止血于一体，标本兼治，临床效果颇佳。在血止后以育阴、疏肝解郁为主法的巩固治疗，使"肝气条达，郁热得清，阴血内藏，则血室安、崩漏止"。

案18

患者某，女，44 岁，2003 年 9 月 10 日就诊。主诉：月经紊乱 1 年，加重 3 个月，患者以往月经规则，近 1 年来月经 1～4 个月 1 行，10～20 天方净，量多。曾用西药人工周期治疗，月经尚能规则，但停药后复发。近 3 个月周期紊乱，经血暴崩如注，伴有血块，不得干净，时有小腹隐痛，虽经止血合剂治疗，而血不得止。现症：阴道出血量多如注，颜色鲜红、有血块，面色苍白，头晕耳鸣，气短乏力，心慌心悸，口干渴，大便偏干，舌体胖嫩、边有齿痕，舌苔薄白，脉细数。妇科检查：宫颈肥大，Ⅱ度糜烂，宫体前位、略大、质偏硬、活动、无压痛，双侧附件正常。B 超提示：子宫偏大，双附件未见明显异常。1 个月前诊刮提示：子宫内膜单纯性增生过长。诊断为气阴两虚、冲任不固之崩漏。治以益气养阴，固摄冲任为法。方用安冲汤加减。

处方：黄芪 30 克，党参 20 克，白术 15 克，女贞子 15 克，墨旱莲 15 克，山药 15 克，麦冬 10 克，仙鹤草 20 克，茜草 15 克，牡蛎 30 克，乌贼骨 20 克，三七粉 6 克。

服药 5 剂后，阴道出血明显减少，头晕心慌减轻，大便如常，舌淡、苔薄白，脉细数。原方加生蒲黄 15 克、益母草 30 克，继服 7 剂。诸证好转，为巩固疗效，仍继用滋肾、调肝、固冲之法。原方去乌贼骨、仙鹤草、茜草，加菟丝子、桑寄生各 30 克，熟地黄、淫羊藿各 15 克，服药月余，月经来潮，经量正常，诸证消失。

按：患者年届七七，天癸欲绝，肾元衰惫，既有真阴日亏，阴阳偏盛偏衰本虚的一面，又有由此而产生虚、热、瘀标实的一面，造成脏腑、气血、阴阳失调，脾肾气虚，摄藏失职，冲任失调则经血非时暴下，或淋漓不断。久之，阴损及阳，则阳虚不固，阴血下脱,此患者失血日久,耗气伤津而见气阴两虚之候。故导师认为出血过多,断不可妄执大补肾之阴阳之剂,而应先以益气养阴、固摄冲任为主法,佐化瘀止血之品以止血,血止后再调补阴阳气血以巩固疗效。(储继军,陈红霞,舒燕萍 2005年第 3 期《江西中医药》)

案 19

张某,女,38 岁,2007 年 8 月 9 日初诊。诉月经先期,量多,3 个月余。3 个多月来,月经每隔 15~20 天 1 至,经期为 5~7 天,经血颜色紫红、质黏稠、夹血块,量一次比一次增多,伴心烦易怒,口干欲饮。诊见诸证如前,经期已经 3 天,但量多未减,舌红、苔薄黄,脉弦细数。诊为月经先期伴经量过多。方用保阴煎合二至丸加减。

处方:生地黄、熟地黄、炒蒲黄、山药各 20 克,白芍、牡丹皮炭、焦栀子、茜草炭各 15 克,黄芩、黄柏、柴胡、续断各 10 克,女贞子、墨旱莲、仙鹤草各 30 克,甘草 6克。

服 3 剂后于 8 月 12 日二诊:经血已净,无明显不适。用二至保阴煎原方加龟板、牡丹皮各 15 克继服至下次月经来潮。

9 月 1 日三诊:月经周期调至 25 天,量比前次显著减少,色暗红、质黏稠,舌红、苔薄黄,脉细数。用二至保阴煎去熟地黄,加牡丹皮、地榆炭、乌贼骨、炒蒲黄。服药 5 剂后经净。随访 3 个月,月经周期、经量均正常,至今未再复发。

按:本例月经先期伴月经过多患者因肝郁而化热,蕴伏血分,热迫血行,损及肾阴,故治宜清热凉血,兼益肾阴。笔者选用保阴煎合二至丸为基本方进行辨证加减。方中熟地黄、白芍补肾调肝,养血敛阴;生地黄清热凉血,养阴生津;黄芩、黄柏清热泻火,直折热邪,坚阴凉血;山药、续断固肾止血;二至丸滋肾阴调冲任而止血;甘草调和诸药。该方用治月经不调诸证,以血热为主要病机者,中正和平,祛邪不伤正,扶正不恋邪,再通过随证加减,既能止血调经治其标,又能补肝肾调冲任而治其本。(颜艳芳 2009 年第 9 期《江西中医药》)

案 20

陈某,女,12 岁。月经提前半月未净,量多色红,口渴尿黄,平时白带多、黄,舌红苔黄,脉滑数。辨证为实热证。治则为清热凉血止血。

处方:熟地黄 20 克,白芍、龟板各 30 克,阿胶、墨旱莲、山茱萸各 15 克,五味子、知母、黄柏、炙甘草、血余炭、地榆炭、棕榈炭各 10 克。

4 剂后血止。

案21

李某,女,38岁。月经提前10天,大量出血7天,必须垫婴儿尿不湿。由于出血太多,影响晚上睡眠,出血到第7天,小腹空痛,舌红、苔少,脉细数。就医当时又把婴儿尿不湿全部浸透,下午口服中药后,夜间无出血,第2天少量出血后月经停止。辨证为肾阴虚证。治则为滋肾养阴止血。

处方:熟地黄20克,白芍20克,龟板30克,阿胶15克,续断20克,杜仲20克,三七3克,蒲黄10克,夜交藤30克,酸枣仁30克,茯神15克,生龙骨30克,生牡蛎30克。

案22

谭某,女,45岁。月经提前半个月,半个月未净,量多、血块多、色黑,腰痛,乏力,入睡困难。舌暗红、苔薄白,脉弦。辨证为肾阴虚兼气滞血瘀证。治则为滋肾养阴化瘀止血。

处方:蒲黄10克,五灵脂10克,三七3克,血余炭10克,地榆炭10克,棕榈炭10克,熟地黄20克,白芍20克,阿胶15克,续断20克,杜仲20克,龟板30克,西洋参15克,夜交藤30克,五味子10克。

1剂药后,血量减少,血块减少,3剂后,出血停止。

案23

陈某,女,40岁。月经推迟8天,20天未净,量多时血块多,就诊时量少、色暗红、少量血块,舌质淡红、苔薄白,脉沉细。辨证为肾阳虚兼血瘀证。治则为温肾固冲,化瘀止血。

处方:三七、炮姜各3克,阿胶15克,续断、杜仲各20克,艾叶炭、血余炭、地榆炭、棕榈炭、补骨脂、蒲黄、炙甘草各10克。

2剂药后月经干净。(唐海燕,孙立军,张帆,等2010年第7期《吉林中医药》)

案24

患者某,女,28岁,2000年6月来诊。患者1年前月经来潮时,因与丈夫争吵生气后,月经量突然减少,次日不至,隔1周后月经又至,量多,夹有血块,半月未尽,并有头晕、乏力、恶心。自述西医治疗半年,出血减少,但月经仍每月淋漓不止半月久,转中医治疗2月余,先后用归脾汤、温经汤等加止血方治之,症状时轻时重。来诊时,自述月经滴沥不尽,头晕目眩,面色萎黄,心悸心烦,胸胁、乳房、少腹胀痛,腰痛背胀,纳食差,口干苦,舌红、苔黄,脉弦细数。综合脉症,仍属肝郁血虚、郁而化火之症。治宜疏肝解郁,清热泻火。予丹栀逍遥散加减。

处方:柴胡 12 克,当归、白芍、茯苓、白术、泽兰、牡丹皮各 15 克,桃仁、川芎、炒栀子各 10 克,木香、薄荷、甘草各 6 克,生地黄 20 克。

每日 1 剂,水煎,分 2 次服。

服上药 6 剂后,经血明显减少,精神好转,食欲增加。又继服 6 剂后,经血停止,诸证好转。

三诊时,患者脉象由弦细数转为弦细无力,此脾虚木乘之象。改以调理脾胃法,给予建中汤加减治疗月余,诸证消失而愈。(黄中玲 2010 年第 3 期《广西中医药》)

案 25

冯某某,女,47 岁,干部,月经淋漓 10 天伴腹痛 3 个月余,加重 1 个月,于 2005 年 3 月 24 日就诊。患者 3 月前因工作劳累,常感疲乏无力,精神萎靡不振,口淡耳鸣,经行淋漓半个月余,色淡暗量少,腰酸带多色白,无臭气。曾去某医院采用激素治疗未效,前来我科就诊。诊刮病检出增生期子宫内膜(-)。舌淡暗,脉细弦。证属气虚血热型。治宜益气养阴,清热止血。方选举元煎合二至丸化裁。

处方:黄芪 30 克,党参 10 克,白术 10 克,升麻 10 克,益母草 15 克,茜草 12 克,乌贼骨 15 克,牡丹皮 10 克,女贞子 12 克,墨旱莲 12 克,麦冬 10 克,五味子 10 克,艾叶炭 10 克,桃仁 10 克,炒栀子 10 克,黄芩 10 克,乌药 12 克,甘草 6 克。

6 剂,经前 6 日,水煎温服。

二诊:患者述症状较前明显减轻,何老遵原方减益母草、牡丹皮、炒栀子、黄芩用量(益母草 10 克,牡丹皮、炒栀子、黄芩各 6 克)。继服 6 剂,服法同前。

三诊:患者述服上药后经行在 6~7 日即净,下午或傍晚偶感腹胀,何老减原方黄芩、炒栀子而易菟丝子 15 克、鹿角霜 12 克、干姜 10 克。守方 10 剂,并嘱服十全大补丸善后,随访 3 个月,未见反复。

按:本病例何老认为属过劳伤气,加之患者肾气渐衰,天癸渐竭而中气虚亏,冲任失约所致,故出现经行淋漓不尽,色淡暗量少,疲乏无力,精神萎靡不振,口淡耳鸣,腰酸,带多、色白。治宜以益气为首务。患者经血失守,精神暗耗,阴分必亏而生虚热,非时之血必可留瘀,瘀热互积,病必不除。遣药组方应全盘考虑,杂而不乱,始终应以辨证确立的益气养阴、清热止血大法为准绳。方中以党参、白术、黄芪、升麻益气升阳,健脾除湿;女贞子、墨旱莲、麦冬、五味子养阴培元;益母草专入血分,能行瘀血,生新血。行瘀血而新血不伤,养新血而瘀血不滞之。"经产良药"与茜草、乌贼骨、桃仁合用止血而无留瘀之弊;炒栀子、黄芩清热,牡丹皮凉血散瘀;

"血见黑则止"，艾叶炭既可止血，又可兼制栀芩苦寒之性；乌药行气、散瘀、通络以畅其流；甘草调和药性亦可益气助虚。二诊减炒栀子、黄芩、益母草、牡丹皮用量是恐寒凉太过伤阳；三诊依症减炒栀子、黄芩，而易菟丝子、鹿角霜、干姜温脾肾，并以十全大补丸益气血善后以达固本培元之效。（马卫东，吴大梅，王亭飞，等2006年第7期《四川中医》）

案26

杜某，女，46岁，1986年6月1日初诊。近5年来，经汛先期而至，近数月以来，则经净旬日后复来，经行量多旬日后方净，色暗赤夹血块大且多，经行少，腹痛呈掣痛，腰部酸痛，头晕，恶心，夜寐安适，或作心悸，纳呆尚可，带下无多，苔薄、舌质淡红、舌尖有紫斑，脉沉滑、尺部尤弱。经行先期夹血块、量多，是瘀血阻滞、血不循经而旁流所致，其色鲜红，而又乏力乃气虚不摄血也。经行腰部酸痛、舌络赤是肾阴虚而肾气失固也。治之当以益气摄血，化瘀止血。补肾固冲任主之。

处方：生黄芪18克，升麻8克，生地黄15克，熟地黄15克，赤芍12克，白芍药12克，牡丹皮10克，丹参12克，当归10克，炒五灵脂10克，地榆15克，桑寄生15克，怀牛膝10克，生鳖甲18克。

案27

患者某，女，12岁，学生，2008年6月3日初诊。患者2007年2月月经初潮，同年5月经期时参加学校运动会，致经量时多时少，淋漓不绝1个月余，经某医院检查诊为青春期功能性子宫出血，激素治疗7个月余无效。刻诊：阴道出血1年，量或多或少，淋漓不净，色暗红，时而挟瘀块，伴心烦易怒，头昏乏力，失眠健忘，口干咽燥，面色少华，纳食不馨，大便干结。舌质红、苔黄，脉细数。B超：子宫内膜8毫米，回声欠均，两侧卵巢大小正常。血红蛋白9克/升。证属肾阴亏虚，虚火扰动，冲任失固。治拟滋阴降火，固冲止血。方用两地汤合自拟涩宫止血方。

处方：生地炭、女贞子各20克，地骨皮、玄参、阿胶珠（烊化）各15克，炒白芍50克，麦冬、五味子、焦栀子、蒲黄炭（包）各10克，桑寄生、山茱萸、海螵蛸、马齿苋、墨旱莲、炒麦芽各30克。

3剂后，漏下已止，余症明显改善。上方去蒲黄炭，白芍减至30克，山茱萸减至10克，加大枣6枚，再服5剂巩固。随访10个月，未复发。

按：本例乃肾气未充，加上多种因素损伤冲任二脉，冲任失调，经血蓄溢无以制约发为崩漏。且病久又致气血两亏。故用两地汤滋阴壮水，自拟涩宫止血方涩宫固肾、凉血止血。笔者常用此两方加减治疗妇科非时出血，或月经过多，或经期延

长,无不取效。(任晓霞 2009 年第 10 期《浙江中医杂志》)

案 28

患者某,女,40 岁,2005 年 1 月 15 日初诊。月经淋漓不净已 3 个月经周期,色紫黑,有时伴血块,少腹痛微胀,腰骶部有冷感,舌暗红、苔薄白,脉沉。流血前无闭经史,月经一直规律。诊断:功能性子宫出血。辨证属气滞血瘀,损伤冲任。治则:理气化瘀。

处方:当归 15 克,川芎、赤芍、炮姜、小茴香、陈皮各 9 克,生蒲黄、炒蒲黄各 12 克,延胡索、五灵脂 6 克,肉桂 3 克。

水煎服,每日 1 剂,分早晚服。

服药 6 剂,流血停止,腹胀痛消失。2 月后随访未再出血。(李乃桂 2006 年第 2 期《山东中医杂志》)

7. 闭经

女子年逾 16 周岁,月经尚未来潮,或月经周期已建立后又中断 6 个月以上者,称为"闭经"。前者称原发性闭经,后者称继发性闭经。

原发性闭经,多见器质性或先天性原因。继发性闭经多见席汉综合征、闭经溢乳综合征、多囊卵巢综合征、卵巢早衰、生殖道结核、精神心理因素引起的中枢神经和丘脑功能失常。对于青春期前、妊娠期、哺乳期、绝经前后的月经停闭不行,或月经初潮后 1 年内月经停闭不行,又无其他不适者,不作闭经论。

(1)病因病机:冲任气血失调,有虚实两个方面。虚者由于冲任不足,源断其流;实者因邪气阻隔冲任,经血不通。导致闭经的病因复杂,有先天因素,也有后天获得,也可由月经不调发展而来,也有因他病致闭经者。常见的分型有肾虚、脾虚、血虚、气滞血瘀、寒凝血瘀和痰湿阻滞。

1)肾虚:先天不足,少女肾气未充,精气未盛,或房劳多产,久病伤肾以致肾精亏损,冲任气血不足,血海不能满溢,遂致月经停闭。

2)脾虚:饮食不节,思虑或劳累过度,损伤脾气,气血生化之源不足,冲任气血不充,血海不能满溢,遂致月经停闭。

3)血虚:素体血虚,或数伤于血,或大病久病,营血耗损,冲任血少,血海不能满溢,遂致月经停闭。

4)气滞血瘀:七情内伤,素性抑郁,或忿怒过度,气滞血瘀,瘀阻冲任,气血运行受阻,血海不能满溢,遂致月经停闭。

5)寒凝血瘀:经产之时,血室正开,过食生冷,或涉水感寒,寒乘虚客于冲任,血为寒凝成瘀,滞于冲任,气血运行阻隔,血海不能满溢,遂致月经停闭。

6)痰湿阻滞:素体肥胖,痰湿内盛,或脾失健运,痰湿内生,痰湿、脂膜壅塞冲任,气血运行受阻,血海不能满溢,遂致月经停闭。

(2)辨证论治:确诊闭经之后,尚须明确是经病还是他病所致,因他病致经闭者先治他病然后调经。辨证重在辨明虚实,或虚实夹杂的不同情况。治疗时,虚证治以补肾滋肾,或补脾益气,或补血益阴以滋养经血之源;实证治以行气活血,或温经通脉,或祛邪行滞以疏通冲任经脉。本病虚证多实证少,切忌妄行攻破之法,误犯虚虚实实之戒。

1)肾虚型:

肾气虚证:

证候:月经初潮来迟,或月经后期量少,渐至闭经,头晕耳鸣,腰腿酸软,小便频数,性欲淡漠,舌淡红、苔薄白,脉沉细。

治则:补肾益气,养血调经。

肾阴虚证:

证候:月经初潮来迟,或月经后期量少,渐至闭经,头晕耳鸣,腰膝酸软,或足跟痛,手足心热,甚则潮热盗汗,心烦少寐,颧红唇赤,舌红、苔少或无苔,脉细数。

治则:滋肾益阴,养血调经。

肾阳虚证:

证候:月经初潮来迟,或月经后期量少,渐至闭经,头晕耳鸣,腰痛如折,畏寒肢冷,小便清长,夜尿多,大便溏薄,面色晦暗,或目眶暗黑,舌淡、苔白,脉沉弱。

治则:温肾助阳,养血调经。

2)脾虚型:

证候:月经停闭数月,肢倦神疲,食欲不振,脘腹胀闷,大便溏薄,面色淡黄,舌淡胖有齿痕、苔白腻,脉缓弱。

治则:健脾益气,养血调经。

3)血虚型:

证候:月经停闭数月,头晕目花,心悸怔忡,少寐多梦,皮肤不润,面色萎黄,舌淡、苔少,脉细。

治则:补血养血,活血调经。

4)气滞血瘀型:

证候:月经停闭数月,小腹胀痛拒按,精神抑郁,烦躁易怒,胸胁胀满,嗳气叹息,舌紫暗或瘀点,脉沉弦或涩而有力。

治则:行气活血,祛瘀通经。

5)寒凝血瘀型:

证候:月经停闭数月,小腹冷痛拒按,得热则痛缓,形寒肢冷,面色青白,舌紫暗、苔白,脉沉紧。

治则:温经散寒,活血调经。

6)痰湿阻滞型:

证候:月经停闭数月,带下量多、色白质稠,形体肥胖,或面浮肢肿,神疲肢倦,头晕目眩,心悸气短,胸脘满闷,舌淡胖、苔白腻,脉滑。

治则:豁痰除湿,活血通经。

(3)验案:

案1

王某,42岁,已婚。患者月经不以时下已2年之久,中西医治疗效果不显。刻诊:形体瘦削,夜寐不安,心神不宁,纳谷不香,头晕目眩,乳房胀痛,大便不畅,苔薄、质暗淡,脉象两关弱,两尺沉涩。此属肝郁脾虚,心肾不交。拟健脾疏肝,交通心肾。方宗柴胡疏肝散加减。

处方:柴胡6克,当归12克,枳壳15克,白术12克,芍药12克,香附12克,丹参15克,广郁金9克,党参12克,云茯苓12克,肉桂(后下)1克。

前后调治,共服30余剂,后渐加入川牛膝、月月红、莪术各12克等活血化瘀之品20余剂,精神渐复,经水自通。

按:月经闭止,而见神疲乏力,纳谷不馨,头晕目眩。根据《黄帝内经》中"二阳之病发心脾",先调肝脾,使其饮食渐增,心胸宽畅,而后通经化瘀,遂使气血通顺,血海满溢,月事按时而下。

案2

范某,24岁,未婚。经阻9个月,形体肥胖,体重85千克,身高165厘米,寐安,便畅,苔薄白腻,脉濡滑。此乃痰湿阻滞、壅塞冲任。以健脾化痰、畅达冲任治之。方宗《叶氏女科证治》苍附导痰丸加减。

处方:苍术6克,白术6克,香附12克,陈皮9克,茯苓12克,姜半夏9克,炙甘草9克,胆南星30克,枳壳15克,白芥子30克,鸡内金15克,决明子12克。

前后共服50余剂,体重减轻,经事按时而至。

按:痰湿闭经以身体肥胖为主要症状。因素体肥胖,痰湿内盛,致痰湿、脂膜壅塞冲任,气血运行受阻,血海不得满溢,遂致闭经。正如朱丹溪指出:"经不行者,非无血也,为痰所凝而不行也。""肥盛妇人,禀受甚厚,恣于酒食,月经不调,不能成孕以躯脂满溢,湿痰闭塞子宫故也",《女科切要》曰:"肥白妇人,经闭而不通者,必是痰湿与脂膜壅塞之故也。"肥人多痰湿,且闭经患者多数痰湿壅塞,血海冲任被阻隔,故设化痰法。化痰通络以畅冲任,痰湿去则冲任血海自无阻隔,而获通经之效。

案3

钱某,21岁,未婚,学生。经闭2年,1年前曾因肺结核抗结核治疗,现已愈。抗结核停药1年后,经水仍不至。刻诊:形体消瘦,面色㿠白,口干欲饮。夜饮水近4000毫升。苔薄、质红、欠润,脉细数。此乃阴虚血燥,火烁冲任,火逼水涸。拟养阴润肺,调补冲任。方宗《景岳全书》一阴煎化裁。

处方:生地黄30克,熟地黄30克,白芍15克,天冬15克,麦冬15克,知母12克,地骨皮12克,炙甘草9克,鲜石斛15克,黄精12克,丹参30克,女贞子12克,制香附12克。

前后调治30余剂,经水渐复。后巩固疗效再服20余剂,直至经水恢复正常。每月按时而下,且诸证改善。

按:肺痨之后,阴血不足,日久益甚。虚热内生,火逼水涸。血海燥涩渐涸,故月经闭阻。全方滋肾水,降虚火,肾水足,虚火降,冲任调畅,月经自通。

案4

王某,28岁,已婚。3次药流后,初始经水涩少,渐至闭经8月有余。刻诊:形体虚弱,面色萎黄,神疲乏力,夜寐不安,便溏,苔薄舌淡,脉细。此乃脾胃虚弱,冲任匮乏。方宗十全大补丸加减。

处方:黄芪30克,川芎6克,党参15克,肉桂1.5克,菟丝子、肉苁蓉、淫羊藿、香附、大枣、生地黄、熟地黄、白术、芍药、云茯苓各12克,当归、炙甘草各9克。

前后调治4个月,经水渐复,后足月分娩一男婴。

按:屡孕屡堕,伤及脾胃,生化乏源,营血亏虚,血虚气弱,冲任不充,不能按时满溢,故健脾益气、养血充源,经水自行。(陈锦黎2006年第12期《上海中医药杂志》)

案5

患者某,女,21岁,2003年7月8日初诊。主诉:闭经1年余。患者2002年2月无诱因出现闭经5个月,人工周期治疗3个月,用药期间月经正常来潮,停药则复发。6月30日,我院抽血查:黄体生成素4.08单位/升,促卵泡激素4.39单位/

升,雌二醇 172.49 皮摩尔/升,黄体酮 1.14 纳摩尔/升,睾酮 0.19 纳摩尔/升(增高),催乳素 16.54 微克/升。B 超:子宫 3.9 厘米×2.8 厘米×3.1 厘米,内膜厚 0.6 厘米,右卵巢 2.5 厘米×1.9 厘米,左卵巢 2.4 厘米×1.7 厘米。刻下症:闭经 1 年余,阴道分泌物少,纳食可,二便调,口干喜饮,苔白略腻,脉沉滑、取之不足、尺弱。治宜补肾养血,活血调经。

处方:山药 30 克,熟地黄 30 克,砂仁 8 克,云茯苓 18 克,山茱萸 20 克,当归 10 克,白芍 15 克,益母草 16 克,泽兰 12 克,菟丝子 30 克,淫羊藿 30 克,紫河车 15 克。

按:方中山药、熟地黄、云茯苓、山茱萸补肾健脾;菟丝子、淫羊藿补肾阳,取阳中求阴之意;紫河车大补精血;当归、白芍养血活血;益母草、泽兰活血调经。

上方加减服用 30 剂后,阴道分泌物增加,近日乳胀,舌红、苔薄白、边有齿痕,脉弦滑。分析月经即将来潮,故治疗采用疏肝补肾,理气活血,促使月经来潮。

处方:柴胡 10 克,当归 10 克,白芍 15 克,泽兰 12 克,益母草 16 克,熟地黄 30 克,砂仁 8 克,茯苓 12 克,刘寄奴 10 克,制香附 18 克,菟丝子 30 克,淫羊藿 30 克,川牛膝 10 克,仙茅 10 克,炙甘草 8 克。

按:方中柴胡、当归、白芍疏肝养血,熟地黄、茯苓、菟丝子、淫羊藿、仙茅补肾佐以健脾,泽兰、益母草、刘寄奴、川牛膝、制香附活血理气以促血行,炙甘草调和诸药,砂仁理气健脾,防熟地黄滋腻碍脾。

7 剂后,月经 8 月 10 日来潮,量略少,有小血块,4 天净,伴小腹胀,苔薄白,脉沉细略滑。7 月 8 日,方加凌霄花 10 克、制香附 14 克。加减服用 42 剂后,月经 9 月 16 日来潮,经量略少、无血块,大便干,1~2 日 1 次,苔薄白、体胖,脉沉滑、尺弱。经治疗月经来潮 2 次,说明治疗有效,但 2 次月经量均少,说明精血不足,需先后天同治。故治之补肾健脾,养血活血。

处方:炙黄芪 30 克,炒白术 18 克,茯苓 18 克,当归 10 克,白芍 15 克,熟地黄 30 克,砂仁 8 克,川芎 6 克,泽兰 12 克,益母草 18 克,淫羊藿 30 克,紫河车 18 克,川牛膝 10 克,制香附 12 克。

按:方中炙黄芪、炒白术、茯苓健脾,淫羊藿、紫河车补肾,当归、白芍、熟地黄、川芎养血活血,泽兰、益母草、川牛膝、制香附活血理气。

服用 14 剂后,月经 10 月 2 日来潮,量中,有血块,6 天净,腰酸,食纳可,大便干,2 日 1 行,口干喜饮,苔薄白、边有齿痕,脉沉尺弱。继服上方 14 剂后,改服中成药八珍益母丸和河车大造丸,月经正常来潮。2003 年 12 月 13 日抽血(月经第 6 天)查激素水平示:促卵泡激素 4.02 单位/升,黄体生成素 3.1 单位/升,催乳素

13.24微克/升,雌二醇113.77皮摩尔/升,黄体酮3.07纳摩尔/升,睾酮0.03纳摩尔/升,均在正常范围。随访1年未复发。(赵瑞华2006年第8期《中华中医药杂志》)

案6

王某,女,31岁,初诊日期:2005年6月19日。主诉:闭经3个月。患者既往月经基本规律,2004年6月6日曾闭经,经治好转,末次月经2005年3月21日,孕试(一)。现症:思睡,身疲无力,腰酸痛,入睡难,寐而不实,纳可,二便调。B超:子宫内膜0.5厘米,双附件(一)。舌质稍暗微苔,脉沉滑。中医诊断:闭经(肾虚气血失调)。治法:益肾活血,补气调经。

处方:川续断、杜仲、淫羊藿各15克,仙茅、紫河车、黄精、当归、川芎、白芍、桃仁、红花、远志各10克,黄芪30克,炒酸枣仁、熟地黄各20克。

服上方1周加肉苁蓉、巴戟天各10克,服用2周。药后身疲好转,腰酸痛已减,睡眠好转,舌质暗微苔,脉沉稍弦。仍宗上法,加大活血,加三棱、莪术、益母草各10克。药后月经于2005年7月9日来潮,量少色暗,未腹痛。舌质暗、微苔,脉沉滑。治宜养血益气补肾。

处方:黄芪25克,当归6克,熟地黄20克,白芍10克,川芎6克,枸杞子20克,菟丝子20克,阿胶(烊化)10克,益母草10克,山药30克,山茱萸6克。

经后加重补肾调经,经前加大活血行血,加三棱、莪术、泽兰各10克。药后月经8月10日来潮,第1~2天腹胀,经量偏少、色红,至今未净,舌脉同前,经后上方减三棱、莪术。继以前法调治。

按:此例患者闭经3个月,B超示:子宫内膜薄(0.5厘米),临床见思睡寐而不实,身疲无力,腰疼痛等症状。辨证当属肾虚,气血失调。治疗宜补肾之阴阳,偏补肾阳。加桃红四物养血活血,配伍黄芪、炒酸枣仁、远志益气养血安神。服药2周,身疲、腰疼痛、睡眠均好转。方中重用补肾阳以温煦胞宫,予三棱、莪术行血之剂,月经来潮。继用上法减活血之剂服之,月经按月来潮。

案7

李某,女,26岁,初诊日期:2004年9月14日。患者闭经半年,12岁初潮,周期不准,5~6/38~120天,末次月经2004年3月8日,量多色深红、有血块,第1天腹痛重,此后月经至今未至,2天前曾有褐色分泌物极少量,当天即止。现症:右侧胁痛,心烦急躁,睡眠多梦,纳可,二便调。舌微苔,脉沉滑细。辨证:肝郁气滞血瘀。治法:疏肝养血活血。

处方:茯苓30克,当归、白芍、柴胡、牡丹皮、桃仁、红花、栀子、香附、益母草、薄荷(后入)、郁金各10克,泽兰15克。

服上药3天,月经来潮,右侧胸痛已好,经血量多、色红,第4天轻微腹痛2小时即过。经后,上方减泽兰、桃仁、红花,加远志10克、枸杞子15克。继服2周,嘱其经前继续服药以巩固疗效。

按:此例患者以丹栀逍遥散加活血药3剂即效,但此类病人经后尚应滋补肾精,使其肾水充,肾气盛,则可月事以时下。

案8

孙某,女,18岁,初诊日期:2004年9月25日。间断闭经已5年,此次闭经6个月。13岁初潮即月经不准,5/90~180天,曾服梁师中药月经来潮,但自行停药后月经闭止,末次月经3月来潮,经期偶有腹痛,带下色黄,纳可,二便调。下颌及颈两侧密布痤疮,色暗红,体形较胖,舌微苔,脉弦滑。辨证:肝胆郁热,冲任受阻,经血不通。治法:清泻肝胆,活血解毒。

处方:当归15克,龙胆草10克,黄芩10克,柴胡10克,苍术20克,厚朴15克,陈皮10克,半夏10克,川芎15克,赤芍20克,水牛角(先煎)20克,泽兰15克,益母草15克,水蛭6克,艾叶10克,紫河车6克,淫羊藿10克,栀子10克,炒薏苡仁30克。

上方加减,共服药3周,月经10~19天来潮,痤疮明显好转,下颌有极少量新起,白带减少,舌微苔,脉沉滑。治宗上法,上方减水蛭,加益母草15克。此后以此方加减,坚持服用,月经周期40~50天,痤疮逐渐消退。

按:此例患者是以龙胆泻肝汤、二陈汤合平胃散三方加减,因其初潮即不准,故加入紫河车、淫羊藿补肾而取效。

案9

刘某,女,23岁,初诊日期:2004年6月5日。闭经8个月,患者有精神分裂症,曾服西药治疗好转,自去年10月因受惊吓复发,出现幻听,又开始口服利培酮片治疗,症状好转,但月经闭止。末次月经2003年10月,现症:注意力不集中,记忆力减退,多疑,心烦急躁,倦怠懒言,乏力思睡,纳可,二便调。舌质暗、微白苔,脉细滑。诊断:闭经。辨证:痰热内闭,气滞血瘀。治法:化痰清肝,行气活血祛瘀。

处方:当归10克,生地黄10克,桃仁10克,红花10克,生甘草3克,枳壳10克,赤芍30克,柴胡10克,川芎10克,桔梗10克,牛膝10克,水蛭6克,益母草10克,香附10克,郁金10克,夏枯草6克,枸杞子20克,石菖蒲10克。

患者以此方加减间断治疗共5个月,月经于2004年11月30日来潮,量色正常,带经4~5天,记忆力亦明显好转,但仍多疑,心烦急躁。继以此方加益肾菟丝子25克、枸杞子20克、远志10克、女贞子15克。继续服用。

2005年2月20日复诊:诉月经已能按月来潮,精神集中,思维较前敏捷,舌质暗、微苔,脉滑细。嘱其以上方减半服之,以巩固疗效。

按:此患者"精神分裂症"因受惊吓复发,出现幻视、多疑、急躁等症,其症与血府逐瘀汤所治病症相符,因服用抗抑郁或抗焦虑药物后多有导致闭经副作用,此方加大活血药水蛭、益母草去其瘀,配石菖蒲、郁金、夏枯草清肝化痰开窍兼治其精神症状,补肾精益其脑,不仅使其月经按时来潮,亦使其精神诸证得以改善。(刘春芳,申志敏2006年第4期《辽宁中医杂志》)

案10

洪某某,女,25岁,学生,于2006年7月22日初诊。平素月经延期,量正常,色初起暗黑,后渐正常。自今年1月底行经后,因学习紧张,月经至今未行。曾经西医治疗效果不著,而来求诊。现症:情绪急躁,胁肋胀满不适,腰酸,平素经前腹痛,小腹胀坠。舌体瘦、舌质淡、苔薄白、脉弦细。治宜疏肝解郁,温经和血。

处方:五爪龙15克,太子参12克,柴胡12克,青蒿15克,郁金12克,八月札12克,炒白术15克,炒薏苡仁20克,当归12克,炒山药15克,醋香附10克,生蒲黄(包煎)6克,炒蒲黄(包煎)6克,桃仁10克,炮姜6克,乌药10克,炙甘草10克。

7剂,水煎服,日1剂。

二诊:病情平稳,继前方加减,减去青蒿、生蒲黄、炒蒲黄,加入补骨脂12克、益智仁(后下)10克。14剂,水煎服,每日1剂。

三诊:月经未至,仍有腰腹不适感,8月4日有极少量阴道出血,随即停止,胁肋、乳房胀满不适,自觉月经即来。白带量略多、色清冷、无异味,舌脉同前。治以初诊方减太子参,加入阿胶珠(烊化)、益母草各10克,炮姜增至8克。

14剂,水煎服。

四诊:服药后8月23日月经来潮1次,至8月31日经止,经量及颜色尚可、无血块,无腹痛,白带量较前减少,舌质暗滞、苔薄白,脉沉弦。继服前方14剂。

五诊:经间期少量阴道出血2天,痛经明显缓解,仍腰酸,近日睡眠较差,偶头晕,舌脉同前,治宗前法。原方中加入调理心脾之品。

处方:生黄芪18克,生白术12克,丹参15克,西洋参(先煎)10克,炒山药15克,白芍12克,柴胡12克,郁金10克,生谷芽20克,生麦芽20克,焦山楂12克,焦神曲 12 克,路路通 10 克,穿山甲珠 10 克,醋莪术 10 克,生牡蛎(先煎)30 克。

21 剂,以巩固疗效。

案 11

张某,女,21 岁,学生,于 2006 年 2 月 18 日初诊。主述:停经已有半年。自月经初潮至 2005 年 9 月月经正常,自 5 月经量略有减少,血色尚正常。8 月学习健美操量更减少。后旅游奔波劳顿,心身疲惫,致经停不至。曾服中药不效,而来就诊。刻下症见:神疲腰酸,睡眠轻易醒,四肢不温,口干欲饮,饮不解渴,纳差,大便稍干,夜尿 2~3 次,带下色黄。平素性情抑郁寡欢。超声检查示:子宫小,长 3.4 厘米,体积 8.8 立方厘米。舌体瘦小、质红绛、苔薄、舌尖红赤,脉弦滑。患者就诊时正因疟腮而服用中药,现风火渐除,而阳明胃热尚炽。故治宜清肺热,益气阴。仿竹叶石膏汤进退。

处方:南沙参 15 克,麦冬 12 克,姜夏 10 克,生石膏(先煎)20 克,茵陈 12 克,枇杷叶 15 克,桔梗 10 克,葛根 20 克,乌梅 10 克,玉竹 12 克,黄连 8 克,茅根 20 克,芦根 20 克,佛手 10 克,炒酸枣仁 15 克,知母 10 克,生谷芽 20 克,生麦芽 20 克,紫石英(先煎)18 克。

8 剂,水煎服,每日 1 剂。

二诊:药后自觉身疲稍减,仍口干,睡眠改善,但梦多易醒,四肢发凉减轻,夜尿仍多,多时可达 4~5 次。既见效机,仍以前方加减:去南沙参、枇杷叶、茅根、芦根,加太子参 15 克,五味子 6 克,生龙骨、生牡蛎(先煎)各 30 克。14 剂,水煎服。

三诊:睡眠转佳,虽仍梦多,但不再易醒,夜尿减为 1 次,口干稍减,胃纳见振,惟矢气频转,味臭秽,两耳低鸣,腰酸,月经未来,乳房、小腹无胀满等经来信息,带下仍稍黄,舌体瘦、质红绛、尖红、苔少,脉沉弦小滑。此为气阴未复、胆胃失和所致。治宜益气阴,清虚热,温胆和胃。

处方:南沙参 12 克,麦冬 10 克,玉竹 10 克,西洋参(先煎)8 克,生山药 15 克,莲子肉 15 克,石斛 10 克,生谷芽 18 克,生麦芽 18 克,焦山楂 10 克,焦神曲 10 克,炒酸枣仁 15 克,知母 10 克,菟丝子 12 克,枸杞子 12 克,生龙骨(先煎)30 克,生牡蛎(先煎)30 克,夜交藤 15 克。

14 剂,水煎服,每日 1 剂。

四诊:睡眠进一步改善,四末已温,口渴有减,大便不干,体力较前有增。近日,食后自觉肚脐带脉处有气滚动,得矢觉舒,味臭。带下黄色变浅、质清稀较前稍多,月经仍未至。继以前法。

处方:太子参12克,五爪龙15克,黄精12克,炒白术12克,茯苓15克,当归12克,白芍12克,川芎9克,炒酸枣仁15克,炒山楂12克,炒麦芽12克,炒神曲12克,广木香(后下)10克,郁金9克,合欢花15克,益母草12克,乌药9克,炙甘草6克。

14剂继服。

五诊:仍觉肚脐带脉处有气滚动,余症见缓而月经未至。舌体瘦、质暗红,苔中稍黄而干,脉细弦。仍以清胆和胃为治。

处方:太子参12克,金蝉花15克,砂仁6克,生谷芽18克,生麦芽18克,鸡内金10克,茯苓18克,八月札12克,西洋参(先煎)12克,薏苡仁30克,黄连6克,炒枳实15克,红花12克,甘草6克,生姜2片。

14剂继服。

六诊:药后月经仍未行。脐部已无气体滚动现象,眠安,口渴除,食纳进,脘腹舒,偶有矢气,便黏腻不爽,白带量稍多、色微黄。舌体瘦、舌质红、尖赤、中根部苔薄黄,脉沉弦。此为气阴见复、脾虚湿热、带脉不固之症。治宜健脾益气,祛湿止带。

处方:太子参12克,五爪龙15克,炒苍术12克,炒山药15克,土茯苓18克,椿根皮10克,乌药9克,车前子(包煎)15克,泽泻12克,醋香附10克,芡实12克,生龙骨20克,生牡蛎20克,当归10克,炒薏苡仁20克,炙甘草8克,炒山楂12克,炒麦芽12克,炒神曲12克。

26剂,水煎服。

七诊:于2006年6月10日月经来潮,但经量不多、色淡暗、有血块,余同前。治宜健脾益气,养血调经。

处方:太子参12克,生白术12克,炒山药15克,莲子肉12克,厚朴10克,茯苓15克,当归12克,川芎8克,龙眼肉8克,炒柏子仁15克,广木香10克,醋香附9克,炙甘草6克,炒山楂10克,炒麦芽10克,炒神曲10克,阿胶珠(烊化)6克。

14剂,水煎服。

经进一步调理,月经按时而至,随访生活已步入正常。(李万辉,苏凤哲2007年第7期《世界中西医结合杂志》)

案12

张某,女,21岁,未婚,2007年初诊。患者15岁初潮,平素月经常延后,自18岁以后,月经2~3月1行,甚则半年1潮,曾肌内注射黄体酮,月经始行,停用则闭经,现已9个月未潮。妇检:第二性征发育正常。症见:形体肥胖,面黄,胸脘痞闷,嗜睡困倦,带下色白,腰酸膝冷,舌淡嫩、苔白而厚腻,脉缓滑。证属痰湿阻滞,冲任不利,胞脉闭塞。治宜健脾祛湿,益肾调经。方用苍附导痰汤合佛手散加减。

处方:茯苓、苍术、枳壳、香附、淫羊藿、菟丝子各15克,牛膝、半夏、山楂各20克,陈皮、当归、川芎各10克,胆南星、甘草各6克。

每日1剂,水煎服,嘱其测基础体温。

二诊:服3剂,症状改善,基础体温上升,经仍未行,并伴小腹胀痛,舌淡、苔白,脉细滑。此乃月经将行之兆,效不更方,继服6剂。月经来潮,量多、色淡暗,经行5天干净。继续巩固治疗5个月,经行恢复正常。(李霞2009年第8期《中医药导报》)

案13

患者某,女,25岁,2005年8月22日初诊。月经稀发12年,13岁初潮,月经就不规则,2～3个月1潮,渐至闭经,半年不潮。曾经在其他医院服用过激素类药物,月经可以来潮,但停药则闭经。末次月经2005年4月,患者常感工作紧张,乏力,体重容易增加,头痛,手足心出汗明显,余无明显不适,舌苔薄黄、红润,脉沉细。测量基础体温单相,检查黄体生成素15.88单位/升,促卵泡激素6.58单位/升,泌乳素32.53微克/升,雌二醇、黄体酮、睾酮、脱氢表雄酮、胰岛素、血糖均在正常范围,超声提示:子宫45毫米×47毫米×36毫米,右侧卵巢:29毫米×17毫米×19毫米,左侧卵巢:35毫米×20毫米×17毫米。

处方:茯苓、炒白术、桂枝、炙甘草各10克,大枣7枚,白芍10克。

7剂,每日1剂,水煎服。

8月29日二诊:基础体温有上升趋势,见透明白带分泌,余无不适。守上方,加入调经之品,当归、川芎、熟地黄各10克。7剂,每日1剂,水煎服。

9月5日三诊:基础体温双相,头痛,乏力,手足出汗均见改善。守上方10剂,每日1剂,水煎服。

9月14日四诊:月经于2005年9月10日来潮,月经第5天,复查促卵泡激素9.54单位/升,黄体生成素8.65单位/升,泌乳素26.17微克/升,内分泌激素指标正常,遂停药。随访5个月至今,月经每月可以来潮,基础体温均见双相。(贾丽娜2006年第12期《辽宁中医杂志》)

8. 痛经

痛经,是指妇女行经前后或正值行经期间,小腹及腰部疼痛,甚至剧痛难忍,常可伴有面色苍白、头面冷汗淋漓、手足厥冷、泛恶呕吐等症,并伴随着月经周期发作,又称"经行腹痛",多见于青年未婚女性。由于痛经在临床上比较常见,在一定程度影响了女性的正常生活。

(1)病因病机:

本病的发生与冲任、胞宫的周期性生理变化密切相关。主要病机在于邪气内伏或精血素亏,更值经期前后冲任二脉气血的生理变化急骤,导致胞宫的气血运行不畅,"不通则痛";或胞宫失于濡养,"不荣则痛",故使痛经发作。常见的分型有肾气亏损、气血虚弱、气滞血瘀、寒凝血瘀和湿热蕴结。

1)肾气亏损:先天肾气不足,或房劳多产,或久病虚损,伤及肾气,肾虚则精亏血少,冲任不足,经后血泻,胞脉愈虚,失于濡养,"不荣则痛",故使痛经。

2)气血虚弱:素体虚弱,气血不足,或大病久病,耗伤气血,或脾胃虚弱,化源不足,气虚血少,经行血泻,冲任气血更虚,失于濡养,"不荣则痛",故使痛经。

3)气滞血瘀:素性抑郁,或忿怒伤肝,肝郁气滞,气滞血瘀;经期产后,余血内留,蓄而成瘀,瘀滞冲任,血行不畅,经前经时气血下注冲任,胞脉气血更加壅滞,"不通则痛",故使痛经。

4)寒凝血瘀:经期产后,感受寒邪,或过食寒凉生冷,寒客冲任,与血搏结,以致气血凝滞不畅,经前、经时气血下注冲任,胞脉气血更加壅滞,"不通则痛",故使痛经。

5)湿热蕴结:素有湿热内蕴,或经期产后,感受湿热之邪,与血搏结,稽留于冲任、胞宫,以致气血凝滞不畅,经行之际,气血下注冲任,胞脉气血更加壅滞,"不通则痛",故使痛经。

(2)辨证论治:

1)肾气虚损型:

证候:经期或经后,小腹隐隐作痛,喜按,月经量少、色淡质稀,头晕耳鸣,腰酸腿软,小便清长,面色晦暗,舌淡、苔薄,脉沉细。

治则:补肾填精,养血止痛。

2)气血虚弱型:

证候:经期或经后,小腹隐痛喜按,月经量少、色淡质稀,神疲乏力,头晕心悸,失眠多梦,面色苍白,舌淡、苔薄,脉细弱。

治则:补气养血,和中止痛。

3)气滞血瘀型:

证候:经前或经期,小腹胀痛拒按,胸胁、乳房胀痛,经行不畅,经色紫暗有块,块下痛减,舌紫暗,或有瘀点,脉弦或弦涩有力。

治则:行气活血,祛瘀止痛。

4)寒凝血瘀型:

证候:经前或经期,小腹冷痛拒按,得热则痛减,经血量少、色暗有块,畏寒肢冷,面色青白,舌暗、苔白,脉沉紧。

治则:温经散寒,祛瘀止痛。

5)湿热蕴结型:

证候:经前或经期,小腹灼痛拒按,痛连腰骶,或平时小腹痛,至经前疼痛加剧,经量多或经期长、色紫红、质稠,或有血块,素带下量多、黄稠臭秽,或伴低热,小便黄赤,舌红、苔黄腻,脉滑数或濡数。

治则:清热除湿,化瘀止痛。

(3)验案:

案1

李某,女,24岁,未婚,1992年3月10日初诊。痛经3年,经治不愈,此次月经3月8日来潮,经前下腹疼痛,经行小腹坠胀痛剧,经色紫暗,经量时多时少,夹有血块,伴胁痛乳胀,烦躁胸闷,舌质紫暗、有瘀点、苔薄黄,脉弦。此乃气血瘀阻,"不通则痛"。治宜理气活血,调经止痛。

处方:白芍60克,甘草12克,五灵脂10克,延胡索30克。

水煎服,每日1剂,连服5剂。嘱其下次月经来潮前就诊。

4月4日复诊:经水将临,腹痛未作,乳胀已减,守方继服5剂。如此连服3个月经周期,痊愈,随访至今无复发。

按:余以为痛经多为情志所伤。素多抑郁而致肝气怫郁,郁则气滞,郁而化火,导致冲任瘀阻,胞宫经血运行不畅。(白福全,白玉2008年第6期《河南中医》)

案2

陈某,女,30岁,2006年8月16日初诊。患者经期小腹疼痛2年,月经周期尚正常,惟经期小腹绵绵作痛,喜按,经来不畅,经量可,色淡暗有块,5~7日干净。曾服痛经宝、妇炎康等药物治疗,效果不佳。今月经至,小腹隐痛不休,伴腰痛乏力,白带量多,纳少便溏,面色暗淡无华,舌质淡、苔白润,脉弦细。以当归芍药散加味。

处方:当归15克,白芍20克,川芎6克,茯苓12克,炒白术15克,泽泻10克,山药 15 克,山茱萸 12 克,川续断 30 克,益母草 30 克,炙甘草 6 克。

服药 6 剂,经来渐畅,色质正常,腹痛较前明显减轻,效不更方,守上方继服 15 剂,后痛经未发,诸证皆除。

按:痛经一般实证较多,或因气滞血瘀,或因寒湿凝滞,或因湿热下注。而虚证痛经则较少见。此例属肝肾亏损兼脾气虚弱之痛经,肝肾不足,精血衰少,胞脉失养,故经行腹痛,色暗有块,肾虚则腰腿酸软;脾气虚弱不能运化水湿,故纳少便溏;舌质淡、苔白润、脉弦细,均为肝肾亏损、气血亏虚之象。当归芍药散养血调肝,健脾利湿;加川续断、山茱萸补肝肾,益精血;山药健脾益肾;炙甘草配白芍缓急止痛。(李耀清 2009 年第 6 期《光明中医》)

案 3

冯某,女,22 岁,未婚。经行腹痛 2 年余,每逢经前或经期疼痛,经量少、色暗淡、有血块,块下后痛减,痛时伴恶心、呕吐,腰腿酸软,手足发凉,小便清长,小腹冷痛下坠,舌淡胖、边有齿痕、苔白润,脉沉细。诊断为痛经,证属冲任虚寒,瘀血内阻。治宜温经扶阳,暖宫止痛。方用温经汤加减。

处方:当归 15 克,白芍 20 克,桂枝 15 克,生姜 10 克,延胡索 15 克,川楝子 15 克,党参 20 克,川芎 10 克。

每日 1 剂,水煎服,每于月经前 7 天开始服药。

治疗 1 个月后,经行腹痛减轻,无恶心、呕吐,连续治疗 3 个月经周期而痊愈。(张海莹,李晓曦 2006 年第 3 期《吉林中医药》)

案 4

患者某,女,35 岁,2001 年 5 月 2 日初诊。自述:痛经年余,自去年 3 月份正值经期因与人争吵而致月经突然停止,而后每至月经来潮前即感小腹胀急疼痛,拘紧不舒,头晕泄泻,疲乏多睡,经来痛减。经期先后不定,曾反复就诊,服用过吲哚美辛肠溶片、罗通定、保坤丹、少腹逐瘀汤等,其效不显,近 3 月来症状越发加重。现又感月经欲来,于昨天出现腹胀痛难忍,腰痛下坠,便下频繁。查见:舌淡红、苔白,脉弦细。证属肝郁脾虚,冲任不调。遂投以痛泻要方加味。

处方:白术 15 克,白芍 20 克,防风 12 克,陈皮 12 克,柴胡 10 克,茯苓 10 克,甘草 6 克,当归 12 克,五灵脂 12 克,蒲黄(包)12 克。

水煎服,日 1 剂。

3 剂后,月经来潮,痛胀消减,仍泻下、神疲,继服 3 剂。嘱其下次周期,月经来潮前再服药 5 剂,先后用药 3 个月经周期,诸证消除,而告病愈。

按:本例为肝脾不和,木不疏土,冲任失调,脉络阻滞。《沈氏女科辑要笺正》云:"经前腹痛,无非厥阴气滞,络脉不疏。"《景岳全书·妇人规》也说:"凡妇人经行作痛,挟虚者多……"故用痛泻要方疏补结合,合逍遥散疏肝健脾,相得益彰。再加五灵脂、蒲黄,行气活血,通经止痛,使之冲任调畅,痛经即止,诸证自消。(郭宗英,边瑞宏,张闽华2005年第7期《山东中医杂志》)

案5

冯某,女,29岁,护师,2001年5月9日初诊。患者诉近5个月,每次经行时少腹疼痛,大便溏泻,伴经前乳房胀痛,素带下量多、色白、质清稀,舌质淡、苔白,脉细滑。现月经临期,拟养血活血,健脾利湿,行气止痛。方用当归芍药散加味。

处方:当归18克,赤芍12克,川芎10克,茯苓15克,白术12克,泽泻15克,蒲黄10克,五灵脂10克,延胡索10克,乌药10克,川楝子10克,川牛膝15克。

4剂,水煎服,日1剂。

5月14日患者再次就诊,述服上方后,月经来潮,少腹痛大减,药中病机。效不更方,嘱患者每次月经来潮,服上方4剂。半年后随访,诸证消失,未见复发。

按:痛经之病,临床上多见气滞血瘀型和寒湿凝滞型。本例患者经前乳房胀痛,素带下量多、色白、质清稀,经来少腹疼痛,大便溏泻,一派肝郁脾虚、湿邪下注之象。故用当归芍药散养血柔肝,健脾利湿,配失笑散加延胡索、乌药、川楝子,增强理气活血,散结止痛之功效,川牛膝引药下行。诸药合用,直中病机,故取得满意的疗效。(龚长根2008年第6期《光明中医》)

案6

患者某,女,45岁,教师。4年前出现痛经,近来渐进性加重。每于行经前1~2天,开始出现小腹痛,痛作则喜温喜卧。经量中等、夹血块,下后疼痛减缓。平素喜热饮,大便时溏,常因下身恶寒不敢着裙装。易疲乏神倦,头晕头痛,清瘦面白,舌淡、苔薄,脉细缓弱。证属气血两虚,寒滞冲任,致瘀血阻滞。方拟生化汤加味。

处方:当归、桃仁、延胡索、党参各9克,川芎、肉桂、炮姜各6克,熟地黄18克,炙甘草4克,大枣12克,乳香、没药各5克。

嘱月经前5天开始,每天1剂,水煎服,连服5天。

连续治疗3个月经周期,疼痛明显减轻,血块减少。

按:本例痛经乃阳弱血虚,气滞血瘀,故治宜补血助阳,温经化瘀。方中以生化汤祛旧生新,温阳止痛;党参、熟地黄补气益血生新;乳香、没药、延胡索活血化瘀除旧,又可活血以止痛,肉桂益火温阳助温经止痛。全方益血祛瘀,温经止痛,使寒除

瘀化,经痛可止。(周叔平 2005 年第 1 期《新中医》)

案7

患者某,女,21 岁,2004 年 10 月 20 日初诊。经行腹痛 7 年来,一直经期后延,色紫黑、淋漓不畅、夹块,块下痛减,痛时拒按。每月需休息数日,有时痛剧非止痛药不得缓解,舌苔薄白,脉弦。诊断:原发性痛经。治则:温经散寒,祛瘀止痛。

处方:炮姜 3 克,延胡索、制没药、炒五灵脂、小茴香各 6 克,当归、川芎、赤芍、肉桂、生蒲黄各 9 克。

水煎服,日 1 剂,分早晚服。

10 月 25 日复诊:服药后腹痛消失,经色暗红,经量稍增,血块明显减少。嘱患者在经前 2 ~ 3 天开始服用,连服 3 个月经周期,以资巩固。(李乃桂 2006 年第 2 期《山东中医杂志》)

9. 绝经前后诸证

绝经前后诸证是指女性由生育年龄过渡到无生殖能力的时期,即出现与绝经相关的内分泌特征、生物学特征与临床特征,至绝经后 1 年,又称围绝经期。在此阶段,卵巢功能逐渐衰退至不具功能,也就是说,妇女此时由于卵巢的功能逐渐衰退,荷尔蒙逐渐减少,终致生理上的月经完全终止。生理的自然绝经通常于 45 ~ 55 岁间完成。妇女如果接受两侧卵巢切除手术,或放射线的治疗,造成月经的停止,即称作人工绝经。在以往医界一直用"更年期"来形容这一段渐进的变更时期。以前医学把更年期都认为在 45 ~ 55 岁时出现,由于现代文明的进步,妇女饮食的改变及精神压力的增加,导致更年期的提早及延后,所以在国际上已经将更年期时间提早,及结束的时间延后,从 41 ~ 60 岁皆是,因此许多更年期的症状在 40 岁以后就开始陆续的出现。

(1)病因病机:

绝经前后诸证以肾虚为主,或偏于阴虚,或偏于阳虚,或偏于阴阳两虚,或肝气郁结。

1)肾阴虚:女子七七之年,肾阴不足,天癸渐竭,若素体阴虚,或多产房劳者,数脱予血,肝肾同居于下焦,乙癸同源。复加忧思失眠,营阴暗耗,肾阴益亏,脏腑失养,遂发经断前后诸证。若肾水不足以涵养肝木,易致肝肾阴虚或肝阳上亢;若肾水不足,不能上济于心,心火独亢,热扰心神,神明不安,出现心肾不交;肾阴虚,精亏血少,不能上荣于脑,出现脑髓失养等。

2)肾阳虚:绝经之年,肾气渐衰,若素体阳虚,或过用寒凉及过度贪凉,可致肾阳虚愈。若命门火衰而不能温煦脾阳,出现脾肾阳虚;若脾肾阳虚,水湿内停,湿聚成痰,易酿成痰湿;或阳气虚弱,无力行血,而为瘀,出现肾虚血瘀。

3)阴阳两虚:肾藏元阴而寓元阳,阴损及阳,或阳损及阴,真阴、真阳不足,不能濡养、温煦脏腑,或激发、推动机体的正常生理活动而致诸证丛生。

4)肝气郁结:绝经前后期时月经紊乱、先后期不定,量或多或少,或由情志所伤引起,肝失条达,肝气逆上,扰乱心神,致情志异常、失眠、心悸,而见精神抑郁,情绪不宁,烦躁易怒,甚至怒而发狂。肝郁气滞,则胸闷胁胀、善太息,肝气犯脾,故不思饮食。

(2)辨证论治:

1)肾阴虚:

主症:绝经前后,月经紊乱、月经提前,量少或量多,或崩或漏,经色鲜红;头目晕眩、耳鸣,头部面颊阵发性烘热、汗出、五心烦热,腰膝酸痛、足跟疼痛,或皮肤干燥、瘙痒,咽干口燥、大便秘结,尿少色黄;舌红少苔,脉细数。

2)肾阳虚:

主症:经断前后,经行量多、经色淡暗,或崩中漏下;精神萎靡,面色晦暗,腰背冷痛,小便清长,夜尿频数,或面浮肢肿;舌淡,或胖嫩边有齿印、苔薄白,脉沉细弱。

3)阴阳两虚:

主症:经断前后,月经紊乱,量少或多;乍寒乍热,烘热汗出,头晕耳鸣,健忘,腰背冷痛;舌淡、苔薄,脉沉弱。

4)肝气郁结:

主症:月经紊乱,先后期不定,量或多或少,或已绝经,胸胁胀满,情绪不稳,急躁易怒,精神抑郁,善太息,失眠,心悸等症状。舌红苔白,脉弦。

(3)验案:

案1

王某,女,48岁,2008年6月15日初诊。主诉:头晕,耳鸣,心烦,阵发性烘热汗出,不能自制,月经周期不规则,量时多时少,失眠多梦,舌红苔少,脉细数,曾在私人诊所服更年康效果不理想而来诊。

处方:生地黄、熟地黄各15克,芍药、续断、黄芩、黄柏各10克,山茱萸、山药各12克,生龟板、生牡蛎各30克,石决明20克。

服10剂后,病人自述:头晕、耳鸣、心烦、阵发性烘热汗出等症状消失。停药6个月以上症状未再复发。

按:经断前后诸证患者因在绝经期前后,已历经胎产和数10年月经的阴血损耗,此时天癸渐竭,肾阴亏虚,不能上济于心,致心失所养,心肝火旺,而见心烦、失眠等。笔者用保阴煎治疗妇女更年期综合征,更主要是由于该方有养阴清热、调补肝肾之功,加之随证灵活化裁,所以临床疗效比较显著。方中生地黄养阴清热,凉血止血;熟地黄滋阴养血,调补肝肾;配芍药柔肝敛肝,养血调经;续断补肝肾。审观全方,以滋阴为主,清热为辅,使经血充足,伏热消退,而经水自调,诸证消失。(颜艳芳2009年第9期《江西中医药》)

案2

唐某,女,52岁,2004年4月3日就诊。近半年潮热汗出,每天少则2~3次,多则6~8次,曾予滋肾清肝剂无效,形体略胖,面色萎黄,月经紊乱,时行时止,饮食、二便正常,时郁闷烦躁,夜寐梦多,舌淡、苔薄白,脉弦细。此为营卫不和,卫司开合功能发生障碍,合时阳郁而发热,开时腠理疏松而汗出。治宜调和营卫。方用桂枝汤。

处方:桂枝、白芍、生姜各9克,大枣12枚,炙甘草6克。

服药后啜热稀粥得微汗,服药5剂,诸证明显好转,继服5剂而愈。

按:桂枝汤54条"有病人脏无他病,时发热汗出而不愈者,此卫气不和也,先其时发汗而愈。"患者初用滋肾清肝剂无效,考虑患者年过五十,天癸渐竭,而阴气偏弱,使得阴阳二气不相谐和,所以出现阵发性的发热汗出。故用桂枝汤调和营卫,以达到调和阴阳的目的。因为营卫代表了阴阳的两个方面,营行脉内则为阴,卫行脉外即为阳。本方临证用药时可加龙骨、牡蛎各20克以安神宁心,既可安神助眠,又可固摄止汗。(李淑萍2008年第12期《吉林中医药》)

案3

患者某,女,50岁,2005年12月27日初诊。2005年3月起,月经不规则,2月1潮,或3月1潮。2005年9月至就诊时未行经,常感烦躁不安,潮热汗出,少腹有气直冲胸膈,发作难忍,无可名状,夜卧不安,观其面色发黑,舌苔薄、舌质暗,脉弦。平时血压偏高。王师分析:该患者月经稀发渐至闭止,"五七,阳明脉衰,面始焦,发始堕;六七,三阳脉衰于上,面皆焦,发始白;七七,任脉虚,太冲脉衰少,天癸竭,地道不通,故形坏而无子也。"女子属阴,阳先衰,"少年补肾,中年调肝,晚年补脾"。主要病机在于阳气虚衰,无以坐镇,阴邪上犯,可以有多种表现,该患者为水气上犯,血压偏高,胸腹气上冲,均为此病机所化,当温阳降冲,化饮利水。和以栀子豉汤,解胸膈郁热。

处方:茯苓、桂枝、炒白术、炙甘草、淡豆豉、栀子各10克,淮小麦30克,大枣7枚。

7剂,每日1剂,水煎服。

随访患者用药情况,告知:服用第3剂,即感胸腹气上冲感消失,烦闷改善,寐安。(贾丽娜2006年第12期《辽宁中医杂志》)

案4

刘某,女,48岁,2002年5月17日初诊。主诉:月经紊乱2年,虚烦、失眠、胸闷1年余。患者46岁开始出现月经紊乱,经量或多或少,渐至点滴即净,相继出现眩晕,耳中间断蝉鸣,胸闷,胃脘痞满,晨起经常恶心,呕吐痰涎,颜面肿胀,全身阵发性烘热,身体倦怠,做事力不从心。自购各类补虚药口服,又间断接受中西药治疗,效果不佳。辅助检查,未发现其他阳性体征,近日症状逐渐加重,心情极为烦躁,痛苦不堪,特来就诊。望诊:患者形体略胖,面部发胀,神疲。舌尖红、苔白腻,脉细弦滑。中医诊断:绝经前后诸证。西医诊断:更年期综合征。辨证:痰湿化热,瘀阻经遂,内扰脏腑。治宜理气化痰,清胆和胃,兼顾滋阴潜阳。

处方:半夏6克,甘草6克,茯苓15克,陈皮9克,竹茹10克,枳实10克,黄连6克,胆南星6克,龟板10克,知母10克,大枣2枚,生姜3片。

服用5剂后,病情明显改善,连续用药2个疗程后,病情明显好转到完全治愈。

按:围绝经期综合征属于中医学"绝经前后诸证"。一般多认为属肾虚,肾的阴阳失衡,累及心、肝、脾脏所致,临床大多注重从滋补肾阴、潜阳安神治疗。但有些妇女进入50岁左右时,由于素体差异及生活环境等的影响,不能适应这个阶段的生理过度,使肾阴阳不平衡,脏腑功能不协调,出现身体异常的证候群。笔者认为痰湿瘀阻亦是绝经前后诸证的致病因素之一,此类患者多由肾气虚损,体内水液不能蒸化,加之脾虚运化失司,水湿不化,聚而生痰;更年期情绪不稳定,肝失疏泄,胆胃不和,气郁则痰逆,内扰脏腑,脏腑功能失调,故身体发生诸多不适症状。因此有"百病多由痰作祟"之说。针对痰湿内聚,瘀阻气机,郁热蕴结,胆胃失和之病机,当治以理气化痰,清胆和胃为主,滋阴潜阳,安神为辅。方中半夏降逆和胃,燥湿化痰为君;竹茹清热化痰,止呕除烦为臣;枳实行气消痰,使痰随气降;佐以陈皮理气燥湿;茯苓健脾渗湿,湿去痰消;生姜、大枣、甘草益脾和胃,调和诸药;加黄连清热燥湿除痰;胆南星清热化痰、熄风定惊;知母、龟板滋阴潜阳,益肾养血;益母草、牡丹皮活血祛瘀。全方共奏理气化痰、清胆和胃、通畅气机之效。服之则胆清胃和,痰消气畅,瘀阻可散,诸证可消。(杜凤英,薛蓉2008年第5期《现代中医药》)

案5

尹某,女,49岁,2002年5月5日初诊。患者1年来出现月经先后不定期,并伴有心悸失眠、神疲乏力、烦躁不安、烘热汗出、记忆力减退、纳食不香,大便干结,5~6日1行,其舌质淡红、苔薄白,脉弦细。辨证:心肾阴虚火旺之更年期综合征。拟以滋阴降火,宁心安神。

处方:黄连、栀子、黄芩、知母、五味子、牡丹皮、郁金、香附、合欢花各10克,肉桂、甘草各5克,天花粉、百合各20克,麦冬15克,夜交藤、丹参、浮小麦各30克。

取药5剂,水煎服,日2次。

5月10日二诊:服药后,诸证均减,但大便仍干结,2日1次,稍劳累则感乏力。宗原方加太子参30克,取药6剂,水煎服。连续服用16剂,随访半年未复发,痊愈。

按:本方黄连、肉桂交通心肾;栀子、黄芩、麦冬清心降火除烦;郁金、香附行气解郁;五味子、百合、浮小麦、甘草养阴安神;丹参养血调经仿四物。诸药合用,既益肾水,又清心火,心肾相交,水火共济,阴阳平衡则病愈。同时又避免了长期使用雌激素产生的不良反应。(郭运翠,迟学兰,王鸿根,等2004年第11期《四川中医》)

案6

王某,女,47岁,农民,2001年3月15日初诊。患者自感头晕目眩,耳鸣,头面部阵发性烘热,腰膝酸疼,视物模糊,月经提前5~6天,经色鲜红,舌红少苔,脉细数。证属肝肾阴虚,阴不维阳。治以滋养肝肾,佐以潜阳之法。方用左归丸加味。

处方:熟地黄20克,山药、枸杞子、山茱萸、鹿角胶、何首乌各15克,牛膝、菟丝子、龟板胶、菊花各10克。

煎服法:上药加水500毫升,每次烧开后微火煎煮30分钟,取汁200毫升,连煎2次混合,分早晚各服200毫升。每日1剂,15天为1疗程。服药2个疗程后痊愈。停药后半年,随访未复发。

案7

李某,女,45岁,矿工人家属,2004年11月21日初诊。患者情志抑郁,自感胸胁胀疼,头痛目眩,不思饮食。经期延后,经色暗红,舌淡、苔薄白,脉弦细。辨证属肝气郁结。治宜疏肝解郁。方用逍遥散加味。

处方:当归、白芍各15克,柴胡、茯苓、白术各10克,甘草6克,生姜4克,薄荷3克,鸡血藤30克。

煎服法:上药加水500毫升,每次烧开后微火煎煮30分钟,取汁200毫升,连煎 2 次混合,分早晚各服 200 毫升。每日 1 剂,15 天为 1 疗程。服药 1 个疗程后精神明显好转,2 个疗程后痊愈。停药半年后随访未复发。(杨欣荣 2010 年第 7 期《陕西中医》)

案8

胡某,女,54 岁。以面部烘热汗出 2 年余,加重伴失眠、烦乱 2 个月为主诉来诊。患者绝经已 4 年,2 年多来时有突然头面部烘热汗出,自服六味地黄丸、更年康等乏效。近 2 个月以来上症明显加重,且伴失眠多梦,情绪烦乱不宁。纳食尚佳,口干而渴,大便秘结,3~5 日 1 行。查舌质红、苔薄黄,脉细滑而数。诊为绝经前后诸证。证属阴虚火旺,心肾不交。治宜滋阴降火,交通心肾。

处方:麦冬、盐知母、钩藤(后下)、川牛膝各 12 克,白芍、玄参各 15 克,黄柏 10 克,生龙骨、生牡蛎、珍珠母、炒酸枣仁、炙百合、生地黄各 30 克,肉桂 3 克,生甘草、川黄连各 6 克。

6 剂,每日 1 剂,水煎服。

二诊时,患者面部烘热汗出减轻,失眠及烦乱不安有所改善,大便稍干,2~3 日 1 行。给予前方去川黄连,加柏子仁 15 克,6 剂继服。

三诊时,烘热汗出显减,睡眠明显改善,情绪稳定,大便转常。舌质略红、苔薄黄,脉细滑。遂用二诊方去钩藤、珍珠母,加淮小麦 30 克,再予 6 剂,并嘱其适当补钙,并怡情养性。

按:该患者所见诸证,张老师认为系水亏火旺,阴虚阳亢,心肾不交,君、相二火扰动心神及头面所致。故其治当以滋阴降火、潜阳敛阴、宁心安神为要,给以百合地黄汤、酸枣仁汤、交泰丸三方化裁。百合地黄汤原治心肺阴虚内热,心神不安,甚至神志恍惚不定之"百合病";酸枣仁汤功具养阴清热、宁心安神,原治"虚劳虚烦不得眠";交泰丸则寒热并用,一以清心泻火,一以引火归原,三方合用,与该患之病情颇符。然其阴亏水少与阳亢火旺俱甚,故加玄参、麦冬、白芍以增滋水养阴之效;配钩藤、黄柏以强清泻君、相二火之功;伍生龙骨、生牡蛎、珍珠母以助潜阳敛阴、重镇安神之力;用川牛膝则意在引阳入阴,引火归原。

案9

袁某,46 岁,以月经稀发 1 年余,面部潮热汗出、面目肢体肿胀近半年为主诉来诊。患者既往月经正常,1 年多来无明显诱因出现月经稀发,经常 2~3 月 1 潮,且量少色暗,自服乌鸡白凤丸乏效。近半年来有时面部潮热汗出,且伴面目、肢体肿胀不适,在某西医院查妇科内分泌显示促卵泡素升高,雌二醇降低,诊为更年期综合征,遂经介绍来求中医治疗。现除上述症状外,月经已2个月余未潮,带下量甚少,情怀忧郁不畅,但纳食、睡眠、二便均正常。查:舌质淡红、舌体略胖、舌苔微黄略腻,脉细弦缓。患者病属绝经前后诸证。证属肾阴阳俱虚,阴虚血燥,肝郁脾虚,气滞湿阻。治宜滋阴润燥,温肾健脾,养血疏肝,行气除湿。方用二仙汤合逍遥丸化裁。

处方:盐知母、天冬、当归各12克,炒白芍、菟丝子、淫羊藿、白术、云茯苓、鸡血藤、天仙藤、益母草、炒枳壳、川牛膝各15克,醋柴胡9克,肉桂3克,炙甘草6克。

6剂,每日1剂,水煎服。

二诊时,患者诸证均减,带下有增,小腹作胀,即于前方去柴胡,加泽兰15克,再予6剂。

半月后三诊,患者称服二诊方3剂,月经复潮,量尚可,唯色暗质黏,5天干净。遂以首诊方加减出入,调治两个月,月经基本正常,诸证全消。

按:张老师认为,该患者阴阳两虚,气血俱病,虚实夹杂,肾、肝、脾三脏功能均已失调,病机较为复杂。而其治疗既要滋阴泻火,又要温肾健脾;既要养血润燥,又要行气除湿。温阳除湿当忌耗阴助火,滋阴养血力避伤阳碍湿,其间斟酌参伍,故以二仙汤合逍遥丸适当加减化裁。患者服药以后,获效既显且捷,不仅诸多症状逐渐消失,月经也基本恢复正常。(董鹂芸,王青2008年第1期《现代中医药》)

案10

田某,女,58岁,2000年9月初诊。绝经9年,潮热,出汗频频,心烦少寐,腰膝酸软,小便频数,甚至失禁,大便干燥,脉弦细,舌红、边有齿痕、苔薄白。曾间断服用更年康及谷维素无显效。辨证:阴虚火旺,肾虚不摄。治疗:滋阴清热,宁心除烦,益肾固摄。以滋肾宁心汤加减。

处方:生地黄、女贞子、丹参、益智仁、酸枣仁各15克,知母12克,合欢皮、巴戟天、桑螵蛸各10克,浮小麦30克,胡黄连3克,川楝子6克。

5剂后症状明显减轻,再服10剂症状消失。后减胡黄连,加莲子心3克,续5剂以巩固疗效,随访1年未复发。

按:妇女在经断前后,天癸将竭,肾气渐衰,数历经、带、胎、产,耗损阴血,冲任亏损,肾之阴阳失衡,复加平时劳心过度,营阴暗耗,则肾阴更亏,阳失潜藏。滋肾宁心汤方中生地黄、女贞子、知母以滋养肾阴,佐巴戟天滋肾壮阳,《景岳全书》曰:"善补阴者,必于阳中求阴,则阴得阳升,而泉源不竭。"胡黄连清虚热,丹参、酸枣仁宁心安神,交通心肾,浮小麦退虚热敛汗,与朱茯苓配伍又有健脾之功,合欢皮、川楝子疏肝解郁。全方除滋肾宁心外,还有健脾疏肝之意,从而恢复心肾交济,能调节阴阳平衡,提高和延长卵巢功能,治疗和缓解更年期症状。(祁秀兰2002年第5期《陕西中医》)

附:孙思邈治疗月经病方

治妇人月经一月再来,或隔月不来,或多或少,淋沥不断,或来而腰腹痛,嘘吸不能食,心腹痛,或青黄黑色,或如水,举体沉重方

桃仁汤

桃仁五十枚,泽兰、甘草、川芎、人参各二两,牛膝、桂心、牡丹皮、当归各三两,芍药、生姜、半夏各四两,地黄八两,蒲黄七合。

上十四味咬咀,以水二斗,煮取六升半,分六服。

治月经不调,或一月再来,或两月三月一来,或月前或月后,闭塞不通方

杏仁汤

杏仁二两,桃仁一两,大黄三两,水蛭、虻虫各三十枚。

上五味咬咀,以水六升,煮取二升,分三服。一服当有物随大小便有所下,下多者止之,少者勿止,尽三服。

治经年月水不利,胞中有风冷所致,宜下之方

大黄朴硝汤

大黄、牛膝各五两,朴硝、牡丹、甘草、紫菀(一作紫葳)各三两,代赭一两,桃仁、虻虫、水蛭、干姜、细辛、焰硝(旧本作芒硝)各二两,麻仁五合。

上十四味咬咀,以水一斗五升,煮取五升,去滓,纳硝令烊,分五服,五更为首,相去一炊顷,自下后将息,忌见风。

治久寒月经不利,或多或少方

茱萸虻虫汤

吴茱萸三升,虻虫、水蛭、䗪虫、牡丹各一两,生姜一斤,小麦、半夏各一升,甘草一两半,芍药二两,大枣二十枚,桃仁五十枚,人参、牛膝各三两,桂心六两。

上十五味咬咀,以酒一斗,水二斗,煮取一斗,去滓,适寒温,一服一升,日三。不饮酒者,以水代之。汤欲成乃纳诸虫。不耐药者,饮七合。

治月经不利,腹中满,时自减,并男子膀胱满急方

抵当汤

虎掌(《千金翼》作虎杖)、大黄各二两,桃仁三十枚,水蛭二十枚。

上四味以水三升,煮取一升,尽服之,当下恶血为度。

治月经不利,手足烦热,腹满默默不欲寐,心烦方

七熬丸

大黄一两半,前胡(一作柴胡)、芒硝(熬)各五两,葶苈、川椒(并熬)各六铢,生姜、川芎、茯苓各十五铢,杏仁(熬)九铢,桃仁(熬)二十枚,虻虫(熬)、水蛭(熬)各半合。

上十二味为末,蜜丸梧子大,空腹饮服七丸,日三,不知加一倍。

治月经不调,或月前或月后,或如豆汁,腰痛如折,两脚疼,胞中风寒,下之之方

牡丹大黄汤

大黄、朴硝各四两,牡丹三两,桃仁一升,人参、阳起石、茯苓、甘草、水蛭、虻虫各二两。

上十味㕮咀,以水九升,煮取三升,去滓,纳朴硝令烊尽,分三服,相去如一饭顷。

治月水不调,或前或后,或多或少,或赤或白方

阳起石汤

阳起石、甘草、续断、干姜、人参、桂心各二两,附子一两,赤石脂三两,伏龙肝五两,生地黄一升。

上十味,以水一斗,煮取三升二合,分四服,日三夜一。

治妇人忧恚,心下支满,膈中伏热,月经不利,血气上抢心,欲呕不可多食,懈怠不能动方

大黄、芍药、虻虫各二两,土瓜根、川椒、黄芩、白术、地骨皮(一作炭皮)、干姜、川芎各一两,桂心、干漆各一两半。

上十二味为末,蜜丸梧子大,每服十丸,日三,不知加之。

治产后月水往来,乍多乍少,仍复不通,时时疼痛,小腹里急,下引腰身重方

牛膝丸

牛膝、芍药、人参、大黄各三两,牡丹皮、甘草、当归、川芎各二两,桂心一两,䗪虫、蛴螬、蜚蠊各四十枚,虻虫、水蛭各七十枚。

上十四味为末,蜜丸梧子大,酒服五丸,日三,不知稍增。

又方　鹿角末服之良。

又方　生地黄汁三升,煮取二升服之。

又方　烧月经衣井花水服之。

又方　烧白狗屎焦为末,酒服方寸匕,日三。

又方　取白马尿,服一升良。

治月经不断方

船茹一斤,净洗,河水四升半,煮取二升,分二服。

又方　服地黄酒良。

又方　服大喜酒佳。

又方　烧箕舌灰酒服之。

又方　灸内踝下白肉际青脉上,随年壮。

治妇人寒热羸瘦,酸消怠惰,胸中支满,肩背脊重痛,腹里坚满积聚,或痛不可忍,引腰小腹痛,四肢烦疼,手足阙逆,寒至肘膝,或烦满,手足虚热,意欲投水中,百节尽痛,心下常苦悬痛,时寒时热,恶心,涎唾喜出,每爱咸酸甜苦之物,身体或如鸡皮,月经不痛,大小便苦难,食不生肌方

干姜丸

干姜、川芎、茯苓、硝石、杏仁、水蛭、虻虫、桃仁、蛴螬、䗪虫各一两,柴胡、芍药、人参、大黄、蜀椒、当归各二两。

上十六味为末,蜜丸梧子大,空心饮下三丸,不知加至十丸。

治妇人月水不通方

桃仁汤

桃仁、朴硝、牡丹皮、射干、土瓜根、黄芩各三两,芍药、大黄、柴胡各四两,牛膝、桂心各二两,水蛭、虻虫各七十枚。

上十三味哎咀,以水九升煮取二升半,去滓分三服。

又方　桃仁一升,当归、土瓜根、大黄、水蛭、虻虫、芒硝各二两,牛膝、麻子仁、桂心各三两。

上十味哎咀,以水九升煮取三升半,去滓纳硝令烊,分为三服。

瓦硝汤

芒硝、丹砂末、当归、芍药、土瓜根、水蛭各二两,大黄三两,桃仁一升。

上八味哎咀,以水九升煮取三升,去滓纳丹砂、芒硝,分三服。

治血瘕,月水留瘀血大不通,下病散坚血方

硝石汤

硝石、附子、虻虫各三两,大黄、细辛、干姜、黄芩各一两,芍药、土瓜根、丹参、代赭、蛴螬各二两,大枣十枚,桃仁二升,牛膝一斤,朴硝四两。

上十六味哎咀,以酒五升、水九升渍药一宿。明旦煎取四升,去滓,下朴硝,硝

石烊尽,分四服,相去如炊顷。去病后,食黄鸭羹,勿见风。

治月水不通,小腹坚痛不得近方

干漆汤

干漆、葳蕤、芍药、细辛、附子、甘草各一两,当归、桂心、芒硝、黄芩各二两,大黄三两,吴茱萸一升。

上十二味㕮咀,以清酒一斗浸一宿,煮取三升,去滓,纳硝烊尽,分三服,相去如一炊顷。

治月经不通,心腹绞痛欲死,通血止痛方

当归、大黄、芍药各三两,吴茱萸、干地黄、干姜、川芎、虻虫、水蛭各二两,细辛、甘草、桂心各一两,栀子十四枚,桃仁一升。

上十四味㕮咀,以水一斗五升,煮取五升,分五服。

治妇人从小至大,月经未尝来,颜色萎黄,气力衰少,饮食无味方

黄芩牡丹汤

黄芩、牡丹、桃仁、瞿麦、川芎各二两,芍药、枳实、射干、海藻、大黄各三两,虻虫七十枚,蛴螬十枚,水蛭五十枚。

上十三味㕮咀,以水一斗,煮取三升,分三服,服两剂后,灸乳下一寸黑圆际,各五十壮。

治妇人女子诸病后,月经闭绝不通,及从小来不通,并新产后瘀血不消,服诸汤利血后,余未平,宜服之,取平复方

牡丹丸

牡丹三两,芍药、元参、桃仁、当归、桂心各二两,虻虫、水蛭各五十枚,蛴螬三十枚,瞿麦、川芎、海藻各一两。

上十二味为末,蜜和丸如梧子大,酒下十五丸,加至二十丸,血盛者作散,服方寸匕,腹中当转如沸,血自化成水去。如小便赤少,除桂心用地肤子一两。

治月水不通,或一月再来,或隔月不至,或多或少或淋沥不断,或来而腰腹刺痛不可忍,四体嘘吸不欲饮食,心腹坚痛,有青黄黑色水下,或如清水,不欲行动,举体沉重,惟思眠卧,欲食酸物,虚乏黄瘦方

干地黄当归丸

干地黄三两,当归、甘草各一两半,牛膝、芍药、干姜、泽兰、人参、牡丹各一两六铢,丹参、蜀椒、白芷、黄芩、桑耳、桂心各一两,䗪虫四十枚,川芎一两十八铢,桃仁二两,水蛭、虻虫各七十枚,蒲黄二合。

上二十一味为末,蜜丸如梧子,每日空心酒下十五丸,渐加至三十丸,以知为度。

治月经不调方

取葶苈一升为末,蜜丸如弹子大,绵裹纳阴中,入三寸,每丸一宿易之,有汗出止。

治月经不通,百疗不瘥方

干漆丸

干漆、土瓜根、射干、芍药各一两半,牡丹、牛膝、黄芩、桂心、吴茱萸、大黄、柴胡各一两,桃仁、鳖甲各二两,䗪虫、蛴螬各四十枚,水蛭、虻虫各七十枚,大麻仁四合,乱发(鸡子大)二枚,庵闾子二合。

上二十味为末,以蜜和为丸,每日酒下十五丸梧子大,渐加至三十丸,日三,仍用后浸酒服前丸药。

浸酒方

大麻子三升,庵闾子二升,桃仁一升,桂心、灶屋炱煤各四两,土瓜、根、射干各六两,牛膝八两。

上八叶㕮咀,以清酒三斗,绢袋盛药浸五宿,以一盏下前丸药甚良,或单服之亦好。

治女人脐下癥结刺痛,如虫所啮,及如锥刀所刺,或赤白带下十二疾,腰背疼痛,月水或在月前,或在月后方

当归丸

当归、葶苈、附子、吴茱萸、大黄各二两,黄芩、桂心、干姜、牡丹、川芎各一两,细辛、秦椒、柴胡、厚朴各一两六铢,牡蒙(一方无)、甘草各一两,虻虫、水蛭各五十枚。

上十八味为末,蜜丸如梧子,空心酒下十五丸,日再,有胎勿服之。

又方　治腰腹痛,月水不通利方

当归、川芎各四两,虻虫、乌头、丹参、干漆各一两,人参、牡蛎、土瓜根、水蛭各二两,桃仁五十枚。

上十一味为末,以白蜜丸如梧子大,酒下三丸,日三服。

治女人小腹中积聚,大如七八寸盘雨,上下周流,痛不可忍,手足苦冷,咳噫腥臭,两胁热如火炙,玉门冷如风吹,经水不通,或在月前,或在月后,服之一月便瘥,有孕。此是河内太守魏夫人方

鳖甲丸

鳖甲、桂心各一两半,蜂房半两,元参、蜀椒、细辛、人参、苦参、丹参、沙参、吴茱

萸各十八铢,蟅虫、水蛭、干姜、牡丹、附子、皂荚、当归、芍药、甘草、附葵各一两,蛴螬二十枚,虻虫、大黄各一两六铢。

上二十四味为末,蜜丸如梧子大,酒下七丸,日三,稍加之以知名度。

又方 治妇人因产后虚冷坚结积在腹内,月经往来不时,苦腹胀满,绕脐下痛,引腰背,手足烦,或冷热,心闷致不欲食方

鳖甲一两半,干姜、赤石脂、丹参、禹余粮、当归、白芷(一作白术)、干地黄各一两六铢,代赭、甘草、鹿茸、乌贼骨、僵蚕各十八铢,桂心、细辛、川椒、附子各一两。

上十七味为末,蜜和丸如梧子大,空心酒下五丸,加至十丸。

治妇人产后积冷坚癖方

禹余粮丸

禹余粮、乌贼骨、吴茱萸、桂心、蜀椒各二两半,当归、白术、细辛、干地黄、人参、芍药、川芎、前胡各一两六铢,干姜三两,矾石六铢,白薇、紫菀、黄芩各十八铢,蟅虫一两。

上十九味为末,蜜和丸如梧子大,空心酒下,若饮下二十丸,日二,不知则加之。

治妇人产后十二病,带下无子,皆是冷风寒气,或产后未满百日,胞络恶血未尽,便利于悬圊上,及久坐,湿寒入胞里,结在小腹,牢痛为之积聚,小如鸡子,大者如拳,按之跳手隐隐然,或如虫啮,或如针刺,气时抢心,两胁支满,不能食,饮食不消化,上下通流,或守胃脘,痛连玉门背膊,呕逆,短气,汗出,少腹苦寒,胞中创,咳引阴痛,小便自出,子门不正,令人无子,腰胯疼痛,四肢沉重淫跃,一身尽肿,乍来乍去,大便不利,小便淋沥,或月经不通,或下如腐肉,青黄赤白黑等如豆汁,梦想不祥方

牡蒙丸

牡蒙、厚朴、硝石、前胡、干姜、蟅虫、牡丹、蜀椒、黄芩、桔梗、茯苓、细辛、葶苈、人参、川芎、吴茱萸、桂心各十八铢,大黄二两半,附子一两六铢,当归半两。

上二十味为末,蜜和,更捣万杵,丸如梧子大,空心酒服二丸,日三服,不知则加之至五六丸,下青白黄赤如鱼子者,病根出矣。

治月经不通,结成癥瘕结石,腹大骨立,宜此破血下癥方

大黄、硝石各六两,巴豆、蜀椒各一两,代赭、柴胡(熬变色)、水蛭、丹参、(熬令紫色)、土瓜根各三两,干漆、川芎、干姜、虻虫、茯苓各二两。

上十四味为末,巴豆别研,蜜和丸如梧子,空心酒服二丸,不知加至五丸,日再服。(《千金翼方》无柴胡、水蛭、丹参、土瓜根)

治月经不通五七年,或肿满气逆,腹胀瘕痛,宜服此,数有神验方

大虻虫丸

虻虫四百枚,蛴螬一升,干地黄、牡丹、干漆、芍药、牛膝、土瓜根、桂心各四两,吴茱萸、桃仁、黄芩、牡蒙各三两,茯苓、海藻各五两,水蛭三百枚,芒硝一两,人参一两半,葶苈五合。

上十九味为末,蜜丸梧子大,每日空心酒下七丸,不知加之,日三服。

治月经不通,结成瘕瘕方

桂心酒

桂心、牡丹、芍药、牛膝、干漆、土瓜根、牡蒙各四两,吴茱萸一升,大黄三两,乱发灰、细辛各一两,僵蚕五十枚,大麻仁、灶突墨各三升,干地黄六两,虎杖根、鳖甲各五两,黄芩、干姜各二两,虻虫二枚,䗪虫、蛴螬、水蛭各七十枚,庵闾子二升。

上二十四味㕮咀,以酒四斗分两瓮,浸之七日并一瓮盛,搅令调和,分作四瓮,初服二合,日二,加至三四合。

治腹内积聚,虚胀雷鸣,四肢沉重,月经不通,亦治丈夫病方

虎杖煎

取高地虎杖根细锉二斛,以水二石五斗,煮取一大斗半,去滓,澄滤令净,取好醇酒五升和煎,令如饧,每服一合,消息为度,不知则加之。

又方　治月经不通结瘕,腹大如瓮,短气欲死方

虎杖根(去头,去土,曝干切)百斤,土瓜根、牛膝各取汁二斗。

上三味㕮咀,以水一斛浸虎杖根一宿,明旦煎取二斗,纳土瓜、牛膝汁,搅令调和,煎令如汤,每以酒服一合,日再夜一,宿血当下,若病去止服。

治带下经闭不通方

桃仁煎

桃仁、虻虫各一升,朴硝五两,大黄六两。

上四味为末,别治桃仁,以醇苦酒四升纳铜铛中,炭火煎至二升,下大黄、桃仁、虻虫等,搅勿住手,当欲可丸,下朴硝,更搅勿住手,良久出之,可丸乃止。取一丸如鸡子黄投酒中,预一宿勿食服之,至晡时,下如大豆汁,或如鸡肝凝血虾蟆子,或如膏,此是病下也。

治月经不通甚极闭塞方

牛膝一斤,麻子(蒸)三斤,土瓜根三两,桃仁二升。

上四味㕮咀,以好酒一斗五升浸五宿,一服五合,渐加至一升,日三,能多益佳。

治产后风冷，留血不去停结，月水闭塞方

桃仁、麻子仁各二升，庵闾子一升。

上三味㕮咀，以好酒三斗浸五宿，每服五合，日三，稍加至一升。

治月经不通，脐下坚结，大如杯盘，发热往来，下痢羸瘦，此为气瘕（一作血瘕）。若生肉癥不可为也，疗之之方

生地黄（取汁）三十斤，干漆（为末）一斤。

上二味，以漆末纳地黄汁中，微火煎，令可丸，每服酒下如梧子大三丸，不知加之，常以食后服。

治妇人腹中积聚，九痛七害，乃腰中冷引小腹，害食，得冷便下方

五京丸

干姜、蜀椒各三两，附子一两，吴茱萸一升，当归、野狼毒、黄芩、牡蛎各二两。

上八味为末，蜜和丸如梧子，初服三丸，日二，加至十丸。此出京氏五君，故名五京，久寒冷困者当服之。